AF525343

Spector / Thorgrimsen / Woods / Orrell

Kognitive Anregung (CST) für Menschen mit Demenz

Verlag Hans Huber

Programmbereich Pflege

Beirat Wissenschaft:
Angelika Abt-Zegelin, Dortmund
Silvia Käppeli, Zürich
Doris Schaeffer, Bielefeld

Beirat Ausbildung und Praxis:
Jürgen Osterbrink, Salzburg
Christine Sowinski, Köln
Franz Wagner, Berlin

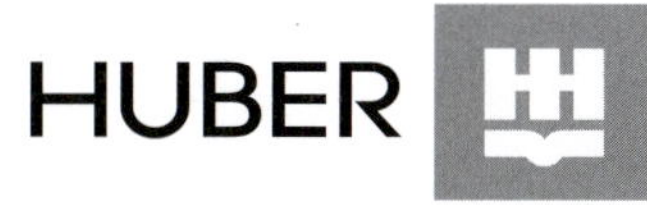

Aimee Spector / Lene Thorgrimsen /
Bob Woods / Martin Orrell

Kognitive Anregung (CST) für Menschen mit Demenz

Evidenzbasiertes Praxis- und Gruppenhandbuch

Aus dem Englischen von Elisabeth Brock
Deutschsprachige Ausgabe herausgegeben
von Christian Müller-Hergl

Verlag Hans Huber

Dr. Aimee Spector. PhD, klinische Psychologin, Dozentin, GB

Dr. Lene Thorgrimsen. PhD, klinische Psychologin, GB

Dr. Bob Woods. Professor für klinische Psychologie alter Menschen, Universität Bangor. Co-Direktor des Demenz-Serviceentwicklungszentrums in Wales, Klinischer Psychologe, Mitentwickler von Ansätzen zur kognitiven Stimulation wie Realitätsorientierung, GB

Dr. Martin Orrell Professor für Altern und psychische Gesundheit, Alterspsychiater, Essex; Leiter des Londoner Zentrums für Demenzversorgung, GB

Christian Müller-Hergl (dt. Hrsg.). Dipl.Theol, BPhil, staatlich anerkannter Altenpfleger, Supervisor, DCM-Trainer und Strategic Lead. Universität Witten/Herdecke, Department Gesundheit, Dialog- und Transferzentrum Demenz, DCM Strategic Lead
Kontakt: christian.mueller-hergl@uni-wh.de; cmuehergl@aol.de

Lektorat: Jürgen Georg, Gaby Burgermeister, Anita Steininger
Herstellung: Jörg Kleine Büning
Titelillustration: pinx., Design-Büro, Wiesbaden
Umschlag: Claude Borer, Basel
Satz: Claudia Wild, Konstanz
Druck und buchbinderische Verarbeitung: AZ Druck und Datentechnik, Kempten
Printed in Germany

Bibliografische Information der Deutschen Nationalbibliothek
Die Deutsche Nationalbibliothek verzeichnet diese Publikation in der Deutschen Nationalbibliografie; detaillierte bibliografische Angaben sind im Internet über http://dnb.d-nb.de abrufbar.

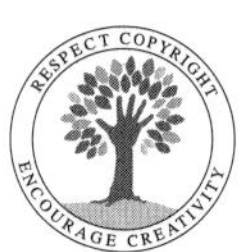

Dieses Werk, einschließlich aller seiner Teile, ist urheberrechtlich geschützt. Jede Verwertung außerhalb der engen Grenzen des Urheberrechtes ist ohne schriftliche Zustimmung des Verlages unzulässig und strafbar. Das gilt insbesondere für Kopien und Vervielfältigungen zu Lehr- und Unterrichtszwecken, Übersetzungen, Mikroverfilmungen sowie die Einspeicherung und Verarbeitung in elektronischen Systemen.
Die Verfasser haben größte Mühe darauf verwandt, dass die therapeutischen Angaben insbesondere von Medikamenten, ihre Dosierungen und Applikationen dem jeweiligen Wissensstand bei der Fertigstellung des Werkes entsprechen.
Da jedoch die Pflege und die Medizin als Wissenschaften ständig im Fluss sind, da menschliche Irrtümer und Druckfehler nie völlig auszuschließen sind, übernimmt der Verlag für derartige Angaben keine Gewähr. Jeder Anwender ist daher dringend aufgefordert, alle Angaben in eigener Verantwortung auf ihre Richtigkeit zu überprüfen.
Die Wiedergabe von Gebrauchsnamen, Handelsnamen oder Warenbezeichnungen in diesem Werk berechtigt auch ohne besondere Kennzeichnung nicht zu der Annahme, dass solche Namen im Sinne der Warenzeichen-Markenschutz-Gesetzgebung als frei zu betrachten wären und daher von jedermann benutzt werden dürfen.

Anregungen und Zuschriften bitte an:
Verlag Hans Huber
Lektorat: Pflege
Länggass-Strasse 76
CH-3000 Bern 9
Tel: 0041 (0)31 300 4500
Fax: 0041 (0)31 300 4593
verlag@hanshuber.com
www.verlag-hanshuber.com

Das vorliegende Buch ist eine Übersetzung aus dem Englischen. Der Originaltitel lautet «Making a difference 1» von Aimee Spector, Lene Thorgrimsen, Bob Woods, Martin Orrell. © 2006. Hawker Publications, London.

1. Auflage 2012
© 2012 der deutschsprachigen Ausgabe by Verlag Hans Huber, Hogrefe AG, Bern
ISBN 978-3-456-85142-6

Inhaltsverzeichnis

Einführung zur deutschsprachigen Ausgabe

Christian Müller-Hergl

Programme mit dem Fokus auf «kognitive Funktionen» für Menschen mit Demenz haben eine längere Geschichte. Allerdings wurden diese Programme in Form der Realitätsorientierung zunehmend kritisch betrachtet: Eine korrigierende, erziehende, unflexible Art der Anwendung schien mäßige Effekte für kognitive Funktionen zu erzielen, aber wenig zur Lebensqualität beizutragen. Es stellte sich die Frage: Welche subjektive Bedeutung hat es für den Klienten, wenn er z. B. den richtigen Wochentag und das Datum benennen kann? Hier nahm die Validationsbewegung ihren Ausgang.

Dennoch wurden immer wieder positive Effekte der Realitätsorientierung bei Menschen mit leichter bis mittlerer Demenz berichtet (Spector et al., 2000). Für Menschen mit und ohne Demenz gilt, dass mangelnde Anforderungen zum kognitiven Niedergang beitragen. Warum also nicht eine Form der kognitiven Anregung entwickeln, welche die konfrontativen Aspekte der Realitätsorientierung vermeidet? Inzwischen liegen eine Fülle von sensorischen, kunsttherapeutischen, musiktherapeutischen, psychotherapeutischen Erfahrungen und Erkenntnissen vor, die sich erlebnisorientiert, fehlerfrei, spielerisch aber dennoch gut strukturiert mit kognitiven Programmen kombinieren lassen (Spector et al., 2001).

Aimee Spector und andere entwickelten daraufhin ein Programm zur kognitiven Anregung, das in diesem Buch vorgestellt wird. Das Programm ist gedacht für eine Gruppe von (etwa 5–8) Personen und umfasst (zunächst) 14 Sitzungen/Treffen von 45 Minuten in einem Zeitraum von 7 Wochen. Jede Sitzung hat eine gleichbleibende Struktur mit sich wiederholenden und wechselnden Elementen.

Thematisch wird eine große Bandbreite angestrebt: allgemeine Themen von Interesse (z. B. Geld, Männer und Frauen, Ernährung), Erinnerungen (z. B. Schule, Liebe, Familie) kombiniert mit wiederholten Bezügen zur jetzigen Situation und zum heutigen Tag. Methodisch gibt es einen Wechsel zwischen nichtkognitiven Elementen, wie etwa eine Aufwärmphase mit dem Ball oder sensorischen Anregungen (Objekte, Bilder, Farben, Düfte), kognitiven Anregungen (die Realitätsorientierungstafel, Erinnerungen) und sozialen Erfahrungen. Es geht weniger um Faktenwissen als um Auseinandersetzung mit interessanten Themen, Erfahrungen und Personen (Informationsverarbeitung): So wird bei den «berühmten Gesichtern» nicht gefragt, wer dies denn sei, sondern wer der Jüngste, Attraktivste oder Älteste sei. Wenn einer den Namen weiß, kann dies besonders hervorgehoben werden. Jede Sitzung kann dem kognitiven Funktionsniveau der Teilnehmenden angepasst werden, so dass eine «fehlerfreie» Gruppensituation entsteht (downsizing, upgrading, spaced retrieval).

Das Konzept der «kognitiven Anregung» wird im Englischen als «CST –Cognitive Stimulation Therapy» bezeichnet. Das Konzept «CST» wird abgegrenzt von den Konzepten des kognitiven Trainings und der kognitiven Rehabilitation (Clare und Woods, 2004): Kognitives Training zielt auf die Verbesserung spezifischer Fähigkeiten durch bestimmte, in der Regel standardisierte Aufgaben, an denen Fähigkeiten (Erinnerung, Sprache, Aufmerksamkeit) trainiert werden. Der Erfolg wird mit kognitiven und neuropsychologischen Testverfahren gemessen. Bisherige Forschungen konnten den Nutzen dieser Interventionen bei Menschen mit Demenz nicht eindeutig belegen (Clare, L. & Woods, R. T., 2001), wenn auch die Einsicht in die eigene Erkrankung sich zu verbessern scheint (Koltai et al., 2001). Zudem konnte nachgewiesen werden, dass die verbreitete Vermutung, kognitives Training führe zur Depression und habe eher negative Konsequenzen für die Person, nicht stimmt. – Einen weiteren Ansatz stellt die «kognitive Rehabilitation» dar: Hierbei werden bestimmte kognitive Fähigkeiten trainiert mit dem Ziel, ein optimales physisches, psychisches und soziales Funktionieren im Alltag zu ermöglichen: Es geht darum, verbleibende Fähigkeiten zu stärken und zu entwickeln. Ziel ist damit primär die Teilhabe und die Maximierung von Tätigkeitspotenzial, die Vermeidung überschießender Abhängigkeit («excess disability») sowie die Verringerung des Belastungserlebens in der Familie. Konkrete Möglichkeiten sind: der Einsatz von Bildkarten in der Kommunikation («talking mats»), Erinnerungshilfen, Vereinfachung von Aufgaben und Abläufen im Alltag. Der Nutzen dieser Intervention ist vielfach belegt, besonders dann, wenn es gelingt, sie kontinuierlich über einen längeren Zeitraum durchzuführen (De Vreese, Neri et al., 2001). Menschen mit Demenz sind durchaus in der Lage, zu lernen, kompensierende Strategien zu entwickeln und das Gelernte über einen längeren Zeitraum im Alltag auch anzuwenden.

Im Unterschied zu diesen beiden Konzepten geht es bei der kognitiven Anregung um eine eher allgemeine, unspezifische Stimulation mit dem Ziel, die vielfach vernetzten kognitiven, sozialen und emotionalen Ressourcen und Kompetenzen zu fördern. Kognitive Funktionen wie beispielsweise die Erinnerung werden nicht isoliert aufgerufen, sondern im Zusammenhang mit Aufmerksamkeit, Sprache, Problemlösen, sozialen Erfahrungen und geteilten Affekten in der Gruppe. Die Wirksamkeit dieser Anregung lässt sich nicht auf bestimmte Faktoren reduzieren, sondern nur als Gesamtpaket beurteilen. In diesem Kontext entsteht immer wieder auch die Frage, ob es die gemeinsam geteilte soziale Erfahrung oder aber die kognitive Anregung ist, die zum Gelingen und zum Erfolg beiträgt.

Es liegen mehrere positive Ergebnisse der Wirksamkeitsforschung vor: Die einflussreiche Studie von Spector und Mitarbeitern (Spector et al., 2003) verglich den Effekt der Anwendung kognitiver Anregung mit «üblicher Pflege» (in der Regel passiert dort «nichts») bei insgesamt 201 Menschen mit leichter bis mittelschwerer Demenz (115 Interventions-, 86 Kontrollgruppe), die entweder im Heim wohnten (18 Heime) oder zur Tagespflege gingen (5 Tagespflegen). Es erfolgte eine Eingangs- und Folgeuntersuchung bezüglich der Dimensionen Kognition, Lebensqualität, Kommunikation, Verhalten, globales Funktionieren (ADL), Depression und Angst. Im Ergebnis konnte eine deutliche (signifikante) Verbesserung kognitiver Funktionen und der Lebensqualität sowie leichte Verbesserungen im Kommunikationsverhalten bei der Interventionsgruppe festgestellt werden. Alle anderen Dimensionen erwiesen sich als nicht bedeutsam. Die Autoren stellten eindrucksvolle Unterschiede zwischen den Einrichtungen fest, was vermuten lässt, dass die (menschliche) Umgebung einen wesentlichen Einfluss auf kognitive Funktionen und Lebensqualität ausübt. Insgesamt erwies sich kognitive Anregung als etwa so wirksam wie die handelsüblichen Antidementiva.

Diese Ergebnisse konnten in einer umfassenden, kürzlich erschienenen Meta-Analyse vorliegender Studien (Woods et al., 2012) bestätigt werden (14 randomisiert kontrollierte Studien mit insgesamt 658 untersuchten Personen, davon 377 in Interventions- und 281 in Kontrollgruppen). Die Wirksamkeit scheint dabei nicht unbedingt von der Länge der Intervention abzuhängen: Auch eher kurze Interventionszeiten erbrachten bedeutsame Ergebnisse. Es bedarf allerdings weiterer Untersuchungen bezüglich der Frage, wie lange diese Effekte anhalten. Die Autoren kommentieren: Es handele sich um den am meisten konsistenten positiven Befund für eine nichtpharmakologische Intervention, die in unterschiedlichen Ländern (z. B. Brasilien, Italien, Großbritannien) und unterschiedlichen Versorgungsformen (stationäre Pflege, Tagespflege, häusliche Pflege) beforscht worden ist. Sie wirkt sich nicht nur auf kognitive Funktionen, sondern positiv auch auf Lebensqualität aus. Einbrüche im kognitiven Funktionieren gehen mit Depressivität und Angst einher (Trigg et al., 2011). Das Gefühl, gemeinsam mit anderen etwas dagegen tun zu können, stärkt das Kompetenzgefühl und das Wohlbefinden. Eine Verbesserung von Kommunikation und sozialer Interaktion, die auch von Außenstehenden (Pflegekräfte) wahrgenommen wird, belegt den auch emotional bedeutsamen Effekt kognitiver Anregung.

In den letzten sieben Jahren wurden dann weitere Themen im Umfeld der kognitiven Anregung untersucht. Zum einen die Dauer beziehungsweise Nachhaltigkeit der Intervention. Das ursprüngliche Design ging von einer Dauer von sieben Wochen aus. In einer ersten Pilotstudie wurde der Frage nachgegangen, ob weitere Sitzungen über einen Zeitraum von 16 Wochen (pro Woche ein Treffen) einen messbaren Unterschied ergeben. Im Vergleich zwischen einer siebenwöchigen Interventionsgruppe (Kontrollgruppe) zu einer Gruppe mit Nachtreffen über ein halbes Jahr (Interventionsgruppe) ergab sich, dass die zunächst positiven Effekte in der Vergleichsgruppe rasch verebben, während sich die kognitiven Funktionen in der Interventionsgruppe weiter verbesserten (MMST-Verbesserungen von 1,9). Dies legt nahe, das Programm dauerhaft und regelmäßig durchzuführen (Orrell et al., 2005). Dieser Hypothese wird zurzeit in einer großen, multizentrisch angelegten Studie nachgegangen (Aguirre et al., 2010).

Ein weiteres Thema betrifft die Frage, welche neuropsychologischen Prozesse diesen Effekten zugrunde liegen: Wird eher die Erinnerungsfähigkeit oder eher die Sprachfähigkeit beeinflusst (Spector et al., 2010). Signifikante Unterschiede zwischen Kontroll- und Interventionsgruppe lassen sich bezüglich Sprache ausmachen: Dies umfasst das Befolgen von Instruktionen, gesprochene Sprache, Benennen, Wortfindung und Verstehen. Dies entspricht auch der Zielsetzung der Intervention, da Klienten eher angeregt werden, sich Meinungen zu Themen zu bilden, sich anhand von Material mit neuen Begrifflichkeiten vertraut zu machen und neue Verbindungen zwischen Begriffen herzustellen, als explizit vorgegebene Informationen richtig zu erinnern: Dieses Vorgehen entspricht den Prinzipien impliziten Lernens. Diese Methode schafft Voraussetzungen, sich verbal mitzuteilen, sich auszutauschen auf eine Art und Weise, die außerhalb dieser Sitzungen für Menschen im Heim eher ungewöhnlich ist. Dieser Austausch regt Menschen an, sich auch mit Familie und Freunden vermehrt auszutauschen, was erklären kann, warum verbesserte kognitive Funktionen mit einer höheren Lebensqualität einhergehen.

Verbesserungen in Sprache und Sprechen regen demnach kognitive Verbesserungen an, die sich auf Beziehungen, emotionale Befindlichkeit und Lebensqualität positiv auswirken.

Zuletzt wurde der Frage nachgegangen, wie sich Teilnehmende dieser Gruppen zu der Methode äußern (Spector et al., 2011). Die Teilnehmenden berichten durchgehend von positiven Gruppenerfahrungen und positiven Auswirkungen auf das tägliche Leben. Sie berichten von besserer und vermehrter Kommunikation, besserer Konzentration und Erinnerung. Insgesamt bekunden die Beteiligten, sich entspannter, positiver, selbstsicherer und mit anderen verbundener zu fühlen. Zusätzlich wird durch die Studie belegt, dass sich die Beteiligten sehr differenziert zu den spezifischen Aspekten der Intervention äußern konnten, die sich positiv ausgewirkt hatten.

Die Erfahrung, verstanden zu werden und sich mit gleichfalls Betroffenen auszutauschen, scheint die sprachlichen Fähigkeiten und das Konzentrationsvermögen positiv zu beeinflussen. – In einer zeitgleich erschienenen Untersuchung (Aguirre et al., 2011) wurden folgende Effekte seitens der Betroffenen benannt:

- Gedächtnisverlust ist ein zentrales Thema für Menschen mit Demenz, über das sie reden möchten und für das sie Zuhörer brauchen; wieder Teil einer Gruppe zu sein, bedeutet eine erhebliche Erleichterung.

- Erinnerungsbezogene Themen kommen gut an, aber sie sollten nicht dazu dienen, die Person mit Demenz nur abzulenken und einem Austausch über die Krankheit und deren personenbezogene Folgen aus dem Weg zu gehen.

- Menschen mit Demenz haben eine Gegenwart und tauschen sich gerne über Aktuelles, Kunst, Filme, Geld etc. aus.

- Gedächtnisspiele vermitteln das Gefühl, den Geist wieder in Schwung zu bringen und aktiv denken zu können: Dies wird als wichtiger Erfolg verbucht.

Insgesamt scheinen viele Gründe dafür zu sprechen, das Vorgehen der kognitiven Anregung dauerhaft in verschiedenen Praxisfeldern der Arbeit mit Menschen mit Demenz zu verankern. Es handelt sich um eine insgesamt gründlich beforschte Intervention, die ohne Schaden für Menschen mit leichter bis mittelschwerer Demenz angewandt werden kann.

Das vorliegende Handbuch versteht sich als Anregung, die weiter entwickelt und bereichert werden kann, und nicht als «abschließendes» Dokument. Es wäre zu begrüßen, wenn die ermittelten Effekte auch in einer deutschsprachigen Studie überprüft werden könnten.

Literatur

Aguirre E, Spector A, Hoe J et al (2010). Maintenance Cognitive Stimulation Therapy (CST) for dementia: a single-blind, multi-centre, randomized controlled trial of Maintenance CTS vs. CTS for dementia. Trials, 11 : 46.

Aguirre W, Spector A, Streater A, Burnell K, Orrell M (2011). Servics users' involvement in the development of a maintenance cognitive stimulation therapy (CST) programme: A comparison of the views of people with dementia, staff and family carers. Dementia 10(4) 459–473.

Clare L, Woods RT (2004). Cognitive training and cognitive rehabilitation for people with early-stage Alzheimer's disease: a review. Neuropsychological Rehabilitation 14(4) 385–401.

Clare L, Woods RT (2001). Cognitive Rehabilitation in Dementia. Hove: Psychology Press.

De Vreese LP, Neri M et al (2001). Memory rehabilitation in Alzheimer's disease: a review of progress. International Journal of Geriatric Psychiatry 16, 794–809.

Koltai D C, Welsh-Bohmer K A, Schmechel D E (2001). Influence of anosognosia on treatment outcome among dementia patients. Neuropsychological Rehabilitation 11, 455–475.

Orrell M, Spector A, Thorgrimsen L, Woods B (2005). A pilot study examining the effectiveness of maintenance Cognitive Stimulation Therapy (MCST) for people with dementia. International Journal of Geriatric Psychiatry 20, 446–451.

Spector A, Orrell M, Davies S, Woods T R (2000). Reality Orientation for Dementia. The Cochrane Database of Systematic Reviews, Issue 3. Art. No.: CD001119.

Spector A, Orrell M, Davies S (2001). Can reality orientation be rehabilitated? Development and piloting of an evidence-based programme of cognition-based therapies für people with dementia. Neuropsychological Rehabilitation II, 377–397.

Spector A, Thorgrimsen L, Woods B, Royan L, Davies S, Butterworth M, Orrell M (2003). Efficacy of an evidence-based cognitive stimulation therapy programme for people with dementia. British Journal of Psychiatry 183, 248–254.

Spector A, Orrell M, Woods B (2010). Cognitive Stimulation Therapy (CST): effects on different areas of cognitive function for people with dementia. International Journal of Geriatric Psychiatry 25, 1253–1258.

Spector A, Gardener C, Orrell M (2011). The impact of Cognitive Stimulation Therapy groups on people with dementia: Views from participants, their carers and group facilitators. Aging & Mental Health 15(8) 945–949.

Trigg R, Watts S, Jones R, Tod A (2011). Predicators of quality of life ratings from persons with dementia: the role of insight. International Journal of Geriatric Psychiatry, 26:83–91.

Woods B, Aguirre E, Spector A E, Orrell M (2012). Cognitive stimulation to improve cognitive functioning in people with dementia (Review). The Cochrane Database of Systematic Reviews, Issue 2. Art. No.: CD005562.

Willkommen!

Im Laufe der vielen Jahre meiner Arbeit mit dem Personal von Krankenhäusern, Alten- und Pflegeheimen und Tagespflegestätten habe ich häufig Pflegefachpersonen und Betreuungspersonen getroffen, deren Anliegen es ist, die Lebensumstände von Menschen mit Demenz positiv zu verändern. Sie wollen die Lebensqualität ihrer Schutzbefohlenen verbessern. Sie möchten die langen Perioden der Inaktivität – leider ein allzu weit verbreitetes Kennzeichen vieler Pflegeeinrichtungen – verkürzen. Sie möchten Menschen mit Demenz, die sich scheinbar zurückgezogen haben und apathisch geworden sind, aktivieren. Sie möchten die Menschen, die sie betreuen, als Individuen kennenlernen und nicht lediglich als eine Liste von Pflegebedürfnissen wahrnehmen.

Wie ist das zu bewerkstelligen? Es ist natürlich nicht einfach, Demenzpflege deutlich und dauerhaft zu verändern. Dennoch bin ich fest davon überzeugt, dass Pflegende und Betreuungspersonen, die sich mit dem Programmangebot dieses Handbuchs befassen, einen kleinen aber wichtigen Schritt auf dieses Ziel hin tun.

Das Programm ist klar und einfach

Das Personal muss weder spezielle Qualifikationen besitzen oder kostspielige Fortbildungsmaßnahmen absolvieren, noch benötigt man besonderes Material. Zwei Mitarbeitende müssen sich über sieben Wochen hinweg zweimal wöchentlich für 45 Minuten mit einer kleinen Gruppe demenzkranker Menschen in einem ruhigen Raum zusammenfinden – das ist alles. Eine der beiden «Mitarbeitenden» kann auch eine freiwillige Helferin oder ein freiwilliger Helfer sein. Unerlässlich ist jedoch die Bereitschaft aller Beteiligten, sich an den Schlüsselprinzipien dieses Ansatzes zu orientieren, die das Wesen guter Demenzpflege ausmachen (s. S. 17).

Es wirkt

Das hier vorgestellte Programm basiert auf der vorliegenden wissenschaftlichen Literatur über effektive Demenzpflege. Es wurde dann in einem groß angelegten Forschungsprojekt evaluiert (Spector et al., 2003). Mehr als 200 demenzkranke Personen in Pflegeheimen und Tagespflegestätten nahmen an der Untersuchung teil. Sie wurden nach dem Zufallsprinzip der Interventionsgruppe oder der Kontrollgruppe, die auf die übliche Weise gepflegt und betreut wurde, zugeordnet. Menschen, die an den Gruppenprogrammen teilgenommen haben, berichteten verglichen mit denjenigen in der Kontrollgruppe von einer höheren Lebensqualität. Sie erreichten tatsächlich bessere Ergebnisse bei Gedächtnis- und anderen Leistungstests, was den Schluss zuließ, dass das Programm gleich wirksam ist wie speziell für Demenzkranke entwickelte Medikamente. Pflegende haben so erstmals die Gewissheit, dass sie mit diesem einfachen Programm Menschen mit Demenz tatsächlich etwas Gutes tun.

Es macht Spaß

Die Gruppenstunden können, und das ist nicht weniger wichtig, für beide Seiten – Menschen mit Demenz sowie jene, die sie betreuen – unterhaltsam sein und richtig Spaß machen. Sich gemeinsam mit den Demenz-Betroffenen zu entspannen und mit ihnen zu lachen, über die Demenz hinaus miteinander die komische Seite einer Situation zu sehen und die wahre Persönlichkeit zu erkennen – das macht Freude. Natürlich kann es manchmal Schwerarbeit sein, schließlich hat jede Gruppe ihre Höhen und Tiefen; dennoch zeigt die bisherige Erfahrung, dass es sehr befriedigend ist, an diesem Programm mitzumachen. Ich hoffe, dass Sie diese Erfahrung teilen werden.

Bob Woods
Professor of Clinical Psychology of Older People
University of Wales, Bangor

Literatur

Spector A, Thorgrimsen L, Woods B, Royan L, Davies S, Butterworth M, Orrel M (2003) Efficacy of an evidence-based cognitive stimulation therapy programme for people with dementia: randomised controlled trial. British Journal of Psychiatry, 183, 248–254.

Die Schlüsselprinzipien

Dieses Handbuch enthält ein spezifisches, für viele Menschen mit Demenz geeignetes Programm stimulierender Beschäftigungen in der Gruppe. Alle, die solche Gruppen leiten, müssen die nachstehenden Grundsätze personzentrierter Pflege verstehen und bereit sein, sie praktisch umzusetzen. Tun sie das nicht, besteht die sehr reale Gefahr, dass die Teilnehmenden den Eindruck bekommen, herablassend behandelt zu werden, dass sie sich abgewertet, wenn nicht gar bedroht fühlen – mit negativen Auswirkungen auf ihre Lebensqualität. Dieses Kapitel ist Pflichtlektüre!

Personzentriert

Wir müssen immer zuerst die Person sehen, anstatt den Blick starr auf die Demenz und die damit einhergehenden Einschränkungen zu richten. Jeder Mensch ist einzigartig, jeder hat im Laufe seines Lebens Erfahrungen gemacht, die seine Persönlichkeit und Einstellungen prägen und zu unterschiedlichen Fähigkeiten, Interessen, Vorlieben und Fertigkeiten führten. Achten Sie auf die Stärken der Person, anstatt sich auf Bereiche zu konzentrieren, die ihr Schwierigkeiten bereiten. Bitte bedenken Sie, dass ein und dieselbe Beschäftigung für eine Person geeignet und vergnüglich, für eine andere dagegen höchst unangenehm sein kann.

Respekt

Wir müssen die Person respektvoll behandeln, sie niemals herabsetzen oder vor der ganzen Gruppe bloßstellen, nur weil sie gewisse Schwierigkeiten hat. Helfen Sie der Person, ihre Würde zu wahren. Menschen haben ganz unterschiedliche kulturelle und religiöse Wurzeln; erweisen Sie Respekt, indem Sie herausfinden, was der jeweiligen Person wichtig ist, und betrachten Sie die Vielfalt der Ansichten, Meinungen und Überzeugungen innerhalb der Gruppe als Bereicherung. Lassen Sie zu, dass die Menschen unterschiedlich sind.

Mitwirkung

Wenn Sie während einer Gruppenstunde feststellen, dass überwiegend Sie das Wort führen oder auf die Teilnehmenden einreden, halten Sie inne! Suchen Sie nach einer Möglichkeit, wie jede Teilnehmerin und jeder Teilnehmer mitwirken kann, bieten Sie Beschäftigungen zur Auswahl an, die genau diese Gruppe interessieren und aktivieren. Ermuntern Sie die Gruppenmitglieder, direkt miteinander zu reden, anstatt immer den Umweg über die Gruppenleitung zu nehmen. Vergessen Sie bitte nicht: Die Gruppe ist für die Mitglieder da, nicht für das Personal.

Einbeziehung

Bitte achten Sie auf Personen in der Gruppe, die isoliert wirken. Ist eine Hör- oder Sehbehinderung dafür verantwortlich, soll die Gruppenleiterin oder der Gruppenleiter neben dieser Person sitzen und ihr die Teilnahme erleichtern. Stellen Sie sicher, dass sie ihre Brille oder Hörhilfe dabei hat, falls erforderlich. Ist jemand ein wenig schüchtern, ermuntern Sie einen geselligeren Menschen zur Kontaktaufnahme. Äußert ein Mitglied der Gruppe Ansichten oder Meinungen, die von denen aller anderen Teilnehmenden abweichen, sorgen Sie dafür, dass die betreffende Person nicht zurückgewiesen oder schlechtgemacht wird. Schaffen Sie ein Klima der Toleranz und Wertschätzung für jede Äußerung, ein Klima, in dem Meinungsvielfalt begrüßt wird.

Wahlmöglichkeiten

Dieses Gruppenprogramm ist keine Vorschrift oder Verordnung. Es soll den Leitenden, die ja oft neben der Gruppe noch viele andere Dinge im Kopf haben müssen, das Leben erleichtern und ist nur deshalb recht detailliert. Die Gruppenmitglieder sollen stets zwischen mehreren Angeboten und verschiedenen Aktivitäten wählen können. Sollten die hier vorgeschlagenen den Bedürfnissen und Fähigkeiten Ihrer individuellen Gruppe nicht entsprechen, gilt es, andere Ansätze ausfindig zu machen. Wird den Leuten die Chance geboten, eine eigene Wahl zu treffen, zum Beispiel indem sie einen Namen für die Gruppe finden, die Musik aussuchen etc., dann identifizieren sie sich mit der Gruppe und wirken mit. Selbstverständlich darf niemand gezwungen werden, an einer bestimmten Tätigkeit teilzunehmen. Personen, die ein wenig zögerlich sind, sollten nicht gedrängt werden; sie werden eher zum Mitmachen bewegt, wenn sie feststellen, dass anderen die Sache Spaß macht. Wir schlagen für jedes Treffen verschiedene Tätigkeiten zur Auswahl vor (Stufe A und Stufe B), die oft auf Gruppen unterschiedlicher Leistungsgrade abgestimmt sind. Tätigkeiten der Stufe B stellen meist geringere Anforderungen an das Erinnerungsvermögen und die kognitiven Fähigkeiten. Wählen Sie die für Ihre Gruppe am besten geeignete Tätigkeit aus, mischen Sie die Tätigkeiten aus beiden Ebenen oder entwickeln Sie eigene Ideen. Es gibt in diesem Handbuch immer wieder freie Stellen für Ihre eigenen Notizen. Schreiben Sie nach jedem Treffen auf, was Sie ausprobiert haben, damit Sie beim nächsten Mal über mehrere Optionen verfügen.

In lockerer Atmosphäre …

Manche Gruppenmitglieder werden sagen: «Das ist ja wie in der Schule.» Sollte damit gemeint sein, dass sie in einer strengen und ernsten Atmosphäre tüchtig arbeiten müssen, läuft etwas schief. Die Gruppenstunden sollen in einer Atmosphäre stattfinden, in der das Lernen im Kreis von Freunden und Freundinnen Spaß macht. Natürlich soll das Gehirn der Leute stimuliert werden, aber doch auch ihre Lachmuskulatur! Wenn in Kommentaren das Wort «Schule» fällt, fragen Sie Ihre Schützlinge nach guten und schlechten schulischen Erinnerungen und überlegen Sie, ob die Gruppenleitung nicht allzu bereitwillig in die «Lehrerrolle» schlüpft. Vermeiden Sie Material, das für Kinder gedacht ist oder wie Kinderspielzeug aussieht (außer wenn Kindheit das Thema der Erinnerungsarbeit ist). Schließlich haben wir es mit Erwachsenen zu tun, die keinesfalls wie Kinder behandelt werden dürfen.

Meinungen statt Tatsachen

Wir müssen uns bei den Gruppenstunden auf die Stärken der Teilnehmenden konzentrieren. Richten wir den Fokus zu sehr auf «Tatsachen», laufen wir Gefahr, dass sich die Leute oft irren. Fragen wir dagegen nach ihren Meinungen, können diese zwar erheiternd, traurig, ungewöhnlich, strittig oder wunderlich, aber nie falsch sein. Natürlich hat jeder und jede das Recht auf eine eigene Meinung. Fragen Sie also nicht: «Wo haben Sie als Kind die Ferien verbracht?» (eine Gedächtnisfrage), sondern fragen Sie: «Wo verbringen Sie am liebsten die Ferien?» oder «Wo würden Sie einer jungen Familie empfehlen, ihre Ferien zu verbringen?». Fragen Sie nicht: «Wie heißt unser Bundespräsident?», sondern: «Was halten Sie von unseren Politikern?» oder «Wer war unser bestes Staatsoberhaupt?». Nennen Sie dann gleich ein paar Namen und zeigen Sie dazu die entsprechenden Fotos. Das Ganze soll nie wie ein Gedächtnistest wirken. Fragen, die mit «Wer kann sich erinnern ...?» anfangen, sind zu vermeiden.

An Erinnerungen anknüpfen

Menschen mit Demenz erinnern sich meist gut an weit zurückliegende Lebensereignisse – eine Stärke, die es zu nutzen gilt. Viele schwelgen zudem gerne in Erinnerungen. Bitte denken Sie aber daran, dass manche Demenzkranke traurige (ja sogar traumatische) Ereignisse im Gedächtnis bewahren; es bedarf einiger Sensibilität, damit sich niemand gedrängt fühlt, schmerzliche Dinge vor der ganzen Gruppe auszubreiten. Wenn Sie versehentlich einen empfindlichen Nerv treffen, müssen Sie sich Zeit nehmen für diese Person (sie beiseite nehmen), damit sie sich, falls erwünscht, aussprechen oder wieder fassen kann. Je besser Sie die Hintergründe und Lebensgeschichten der einzelnen Gruppenmitglieder kennen, desto geringer ist die Wahrscheinlichkeit eines solchen Zwischenfalls, obschon plötzlich auftretende Schwierigkeiten nie ganz auszuschließen sind.

Die Sinne ansprechen – multisensorische Stimulation

Nicht alle Leute sprechen auf jeden Sinn gleich gut an; es gibt hier durchaus Unterschiede. Der effektivste und am stärksten ausgeprägte Sinn eines Menschen ist sein bevorzugter Sinn. Versuchen Sie eine Reihe verschiedener Stimuli anzubieten, eine Mischung aus Beschäftigungen, bei denen die Leute etwas sehen, berühren, hören, schmecken und riechen können. Oft ist eine Kombination am effektivsten. Eine Duftkerze beispielsweise riecht angenehm, man sieht die flackernde Flamme und spürt die davon ausgehende Wärme. Achten Sie bitte auf Ihre Kommunikation und setzen Sie neben verbalen auch nonverbale Mittel ein, denn Miene, Tonfall, Körperhaltung und Gesten sprechen Bände.

Stets etwas zum Anschauen, Berühren oder Spüren anbieten

Die hier vorgestellten Gruppenprogramme bieten den Leuten stets einen Fokus. Gesprochene Worte gehen bei nachlassendem Gedächtnis rasch verloren, wenn aber ein Objekt, ein Foto oder ein Bild gezeigt werden, bleibt die Aufmerksamkeit der einzelnen Person und der ganzen Gruppe auf die Aktivität fokussiert.

Das Potenzial ausschöpfen und maximieren

Bitte gehen Sie nicht davon aus, dass eine Person mit Demenz nichts beitragen oder eine Tätigkeit nicht ausführen kann, nur weil sie gestern oder vergangene Woche nicht dazu in der Lage war. Demenzkranke Menschen schöpfen ihr Potenzial oft nicht voll aus, weil ihnen möglicherweise die Anregung oder Gelegenheit fehlen. Es ist erwiesen, dass sie lernen können, sofern sie ermuntert und auf richtige Art unterstützt werden. Das bedeutet: Man muss ihnen Zeit lassen, sie dürfen nicht mit zu vielen Informationen überschüttet werden und sollen nur so viel Anleitung bekommen, dass sie die Tätigkeit selbst durchführen können. Dies wird Erfolgserlebnisse zeitigen, die wiederum das Lernen fördern und den Spaß an der Sache verstärken. Menschen mit Demenz werden ihr Potenzial eher ausschöpfen indem sie etwas tun, nicht indem sie passiv dasitzen und zuschauen.

Beziehungen aufbauen und stärken

Die regelmäßigen Treffen bewirken, dass die Gruppenmitglieder einander besser kennenlernen, und sie können die Beziehungen zwischen den Teilnehmenden und der Gruppenleitung stärken, insbesondere dann, wenn der Gruppenleiter und die Gruppenleiterin darauf achten, nicht zum «Lehrer» oder zur «Lehrerin» zu werden, sondern den Teilnehmenden helfen, selber mitzumachen, Spaß an der Sache zu haben und nicht als allwissende Expertinnen oder Experten aufzutreten. Personzentriert zu betreuen bedeutet, dass Sie eine Persönlichkeit sein dürfen, ein ganz normaler Mensch in einer Beziehung von Mensch zu Mensch mit einer demenzkranken Frau oder einem demenzkranken Mann. Das ist nicht leicht, aber in einer Kleingruppe, frei von anderen Pflegeaufgaben und weg vom Arbeitsdruck, ist es möglich und wirklich der Mühe wert.

Anfangen

Wie groß soll die Gruppe sein?

Wir empfehlen maximal fünf oder sechs Personen.

Wie viele Gruppenleiter werden benötigt?

Eine Gruppe alleine zu leiten ist schwierig. Man braucht zwei verlässliche Personen, die bei jedem Treffen dabei sein können. Die Gruppe kann von Angestellten oder Freiwilligen geleitet werden, wichtig ist nur, dass sie die oben genannten Schlüsselprinzipien verstehen und anwenden.

Wer soll teilnehmen?

Bitte nehmen Sie sich Zeit, darüber nachzudenken, wen Sie zur Gruppe einladen wollen. Bestimmen Sie zuerst mögliche Teilnehmerinnen und Teilnehmer, die an einer mehr oder weniger ausgeprägten Demenz leiden oder gewisse Gedächtnisprobleme haben und bis zu einem gewissen Grad kommunikationsfähig sind. Stellen Sie sich dann folgende Schlüsselfragen:

- Ist die Person stark schwerhörig (trotz Hörhilfe)?
- Ist die Person stark sehbehindert (trotz Brille)?
- Ist die Person zu agitiert, um in der Gruppe zu bleiben?
- Hat die Person ernsthafte körperliche Gesundheitsprobleme, die die Teilnahme an der Gruppe beeinträchtigen?

Muss eine dieser Fragen mit «Ja» beantwortet werden, wird die Person kaum von dem Gruppenprogramm profitieren; sie braucht andere Formen der Unterstützung und Hilfe.

Bevor Sie endgültig entscheiden, wer in die Gruppe aufgenommen wird und wer nicht, bedenken Sie bitte auch das Geschlechterverhältnis innerhalb der Gruppe und die individuellen Vorlieben der Teilnehmenden: Manche Männer fühlen sich als einziger Mann in einer Gruppe durchaus wohl, anderen ist diese Situation äußerst unangenehm.

Versuchen Sie, eine möglichst homogene Gruppe zusammenzubringen, in der die Fähigkeiten der Einzelnen nicht allzu unterschiedlich sind, weil manche Leute ungeduldig werden, wenn andere nur mühsam mithalten können. Sind Leute dabei, die sich erfahrungsgemäß nicht miteinander vertragen, wird man diese natürlich nicht in die gleiche Gruppe einteilen.

Zeit

Das Programm ist auf zwei Treffen pro Woche angelegt, jedes Treffen auf 45 Minuten. Sie müssen jedoch eine volle Stunde einplanen, damit sich die Leute in Ruhe versammeln können und am Ende ein paar Minuten bleiben für den Rückblick.

Ort

Sie benötigen einen separaten, freundlichen und möglichst ruhigen Raum, der keinesfalls ein Durchgangszimmer sein darf. Er sollte mit einer Weißwandtafel ausgestattet sein.

Material

Denken Sie vor dem Auftakt der Gruppentreffen daran, folgende Dinge anzuschaffen, sofern sie nicht bereits vorhanden sind (* bedeutet unverzichtbares Material, bei anderen Dingen kann improvisiert werden):

- Weißwandtafel und Stifte*
- Softball*
- Tonbandgerät und/oder CD-Player*
- Liederbücher*
- Tonbänder und/oder CDs mit Musik, die die Gruppenmitglieder mögen*
- Kegel-/Boccia-/Boule-Spiel für drinnen
- Tonbänder mit Klangeffekten
- altmodisches Spielzeug (z. B. Kreisel, Diabolo, Wurfringe) – man kann sie sich aus einer Sammlung leihen oder vielleicht auf irgendeinem Dachboden finden!
- eine Auswahl an Nahrungsmittelattrappen (gibt es in Spielwarenläden)
- Fotos mit lokalen Ansichten – frühere und aktuelle, auch alte Postkarten aus der Gegend
- große Landkarte
- Fotos berühmter Persönlichkeiten
- Polaroid- oder Digitalkamera mit Drucker
- Quizbücher mit Alltagsfragen
- Dominosteine, Spielkarten, Bingo.

Für einige Sitzungen braucht man das Material in mehrfacher Ausführung. Dann ist der Zugang zu einem Farbkopierer und einem Laminiergerät hilfreich.

Nützliche Materialien, auch einige in diesem Programm verwendete Artikel, führt:

Speechmark Publishers Ltd.
Telford Road
Bicester
Oxfordshire OX26 4LQ
Tel.: 01869 244644
www.speechmark.net

Weitere Bezugsquellen für Materialien finden Sie im Anhang ab S. 117.

Meine Notizen

Den Verlauf dokumentieren

Es ist wichtig, über jede Sitzung und jede teilnehmende Person ein Protokoll zu führen, in dem die Reaktion und das Verhalten der einzelnen Teilnehmer festgehalten werden; so können Sie das Programm für die nächsten Gruppenstunden anpassen und planen. Bitte fotokopieren Sie diese Seite zur Dokumentation des gesamten Gruppenprogramms.

Treffen Nummer ....

Schätzen Sie nach jeder Gruppenstunde für jede Person mit den Zahlen 1 bis 5 folgende Faktoren ein: Interesse, Kommunikation, Freude/Spaß, Stimmung (setzen Sie eine 2 und 4 ein, um die vorgegebenen Beschreibungen zu präzisieren, falls erforderlich):

Namen der Mitglieder	Teilnahme? ja/nein	Interesse	Kommunikation	Freude/Spaß	Stimmung
1.					
2.					
3.					
4.					
5.					
6.					

Interesse: 1 = kein Interesse
3 = zeigt etwas Interesse
5 = zeigt großes Interesse

Kommunikation: 1 = wenig oder keine Kommunikation
3 = leichte Reaktionen
5 = kommuniziert gut

Freude/Spaß: 1 = hat heute offenbar keinen Spaß
3 = Anzeichen von Freude
5 = hat viel Freude/Spaß an der Sitzung

Stimmung: 1 = ist heute schlechter Stimmung, wirkt niedergedrückt oder ängstlich
3 = einige Anzeichen guter Stimmung
5 = wirkt heute zufrieden und entspannt

Aktivitäten beim heutigen Treffen:

Bemerkungen:

Diese Seite darf fotokopiert werden.

Erstes Treffen:
Bewegungsspiele

Auftakt (10 Minuten)

- Begrüßen Sie jeden Teilnehmer und jede Teilnehmerin einzeln mit Namen.
- Fragen Sie, wie die Gruppe heißen soll, und beziehen Sie alle in die Überlegungen ein. Wenn zwei oder drei Vorschläge gekommen sind, schreiben Sie die Namen an die Weißwandtafel und lassen Sie die Teilnehmerinnen und Teilnehmer abstimmen. Schreiben Sie den mehrheitlich gewählten Namen groß und deutlich auf die Tafel.

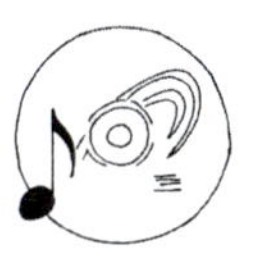

- Dann sucht sich die Gruppe ein «Erkennungslied» und singt es gemeinsam (Liederbuch oder Tonband/CD verwenden). Bitten Sie eine Teilnehmerin oder einen Teilnehmer, die Leitung zu übernehmen.

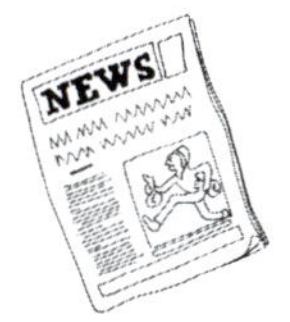

- Sprechen Sie über den heutigen Tag, den Monat, das Jahr, die Jahreszeit, das Wetter, die Uhrzeit, den Namen und die Adresse der Einrichtung (Weißwandtafel benutzen).
- Diskutieren Sie über eine aktuelle Nachricht (Zeitungen oder Fotos verwenden).

- Bieten Sie Erfrischungen an.

Schwerpunkt (25 Minuten)

Stufe A

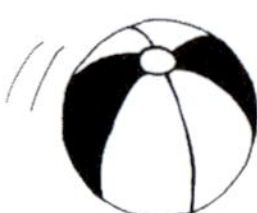

- Werfen Sie einen Softball in die Runde und bitten Sie die Leute, beim Auffangen etwas über sich zu sagen, z. B. den Namen, ihre Herkunft, den früher ausgeübten Beruf, die Leibspeise oder Lieblingsfarbe.

Stufe B

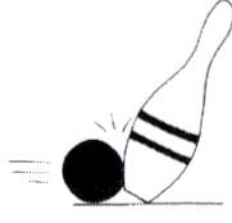

- Regen Sie ein Bewegungsspiel an, das Teamarbeit erfordert, z. B. Kegeln oder Zimmer-Boule. Es soll eine entspannte Tätigkeit sein, bei der Bewegung, Berührung und Punktezählen vorkommen.

Ausklang (10 Minuten)

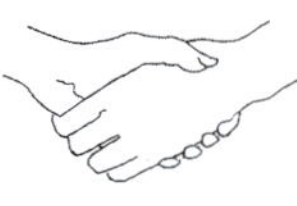

- Danken Sie jeder Teilnehmerin und jedem Teilnehmer persönlich fürs Kommen und Mitmachen.
- Singen Sie das Gruppenlied noch einmal.
- Erinnern Sie alle Teilnehmerinnen und Teilnehmer an den Zeitpunkt und das Thema des nächsten Treffens.
- Auf Wiedersehen!

Meine Ideen

Zweites Treffen:
Geräusche

Auftakt (10 Minuten)

- Begrüßen Sie jeden Teilnehmer und jede Teilnehmerin einzeln mit Namen.
- Weisen Sie auf den Namen der Gruppe hin (steht an der Weißwandtafel). Erinnern Sie die Teilnehmerinnen und Teilnehmer an die Tätigkeiten beim letzten Treffen.

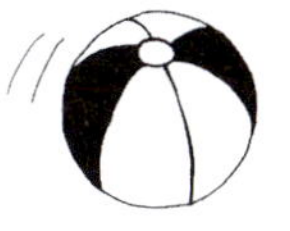

- Spielen Sie einige Minuten lang Softball. Jeder und jede soll beim Werfen entweder den eigenen Namen sagen oder – die Leistungsfähigeren – den Namen der Person, der sie den Ball zuwerfen. Das Spiel lässt sich variieren, indem Sie die Leute bitten, ihre Leibspeise, Lieblingsfarbe, -sportart, und -stadt oder ihr Lieblingsland, ihren Lieblingsfilmstar, den Lieblingssänger oder die Lieblingssängerin usw. zu nennen.
- Dann wird, angeleitet vom Vorsänger oder von der Vorsängerin, gemeinsam das Gruppenlied gesungen (Liederbuch oder Tonband/CD verwenden).

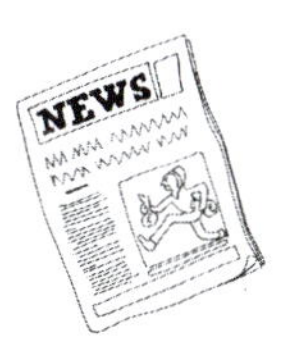

- Sprechen Sie über den heutigen Tag, den Monat, das Jahr, die Jahreszeit, die Uhrzeit, den Namen und die Adresse der Einrichtung (Weißwandtafel benutzen).
- Sammeln Sie Meinungen über ein aktuelles Thema in der Einrichtung, z. B. über die letzten Mahlzeiten oder das Wetter gestern und heute. Diskutieren Sie über eine aktuelle Nachricht (Zeitungen oder Fotos verwenden).

- Bieten Sie Erfrischungen an.

Meine Ideen

Schwerpunkt (25 Minuten)

Stufe A

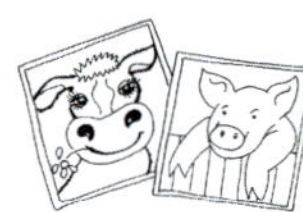

- Spielen Sie Geräuscheffekte ab und zwar verschiedene Kategorien, wie etwa «Innengeräusche» und «Naturgeräusche» (z. B. Tierlaute), und fordern Sie die Gruppenmitglieder auf, den Geräuschen Bilder zuzuordnen. Die visuelle und auditorische Stimulierung erleichtert die Aufgabe. Alternativ können ausgewählte regional bekannte Stücke einer Musik-CD gespielt werden, wobei das Lied oder die Sängerin/der Sänger zu nennen ist. Während die Gruppe dem Lied lauscht, schreiben Sie, falls erforderlich, zwei oder drei Namen zur Auswahl an die Weißwandtafel.

Stufe B

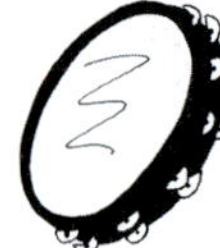

- Teilen Sie Schlaginstrumente aus (auch Löffel, ein mit Seidenpapier bespannter Kamm etc. sind geeignet), damit alle die vertraute Melodie, etwa einen Schlager der 1940er-Jahre, begleiten können.

Ausklang (10 Minuten)

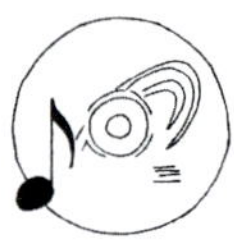

- Fassen Sie die Gespräche des heutigen Treffens zusammen und bitten Sie um Rückmeldungen. Danken Sie jeder Teilnehmerin und jedem Teilnehmer fürs Kommen und Mitmachen.
- Singen Sie das Gruppenlied noch einmal.

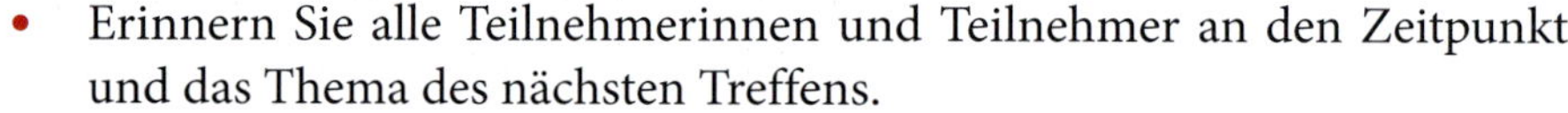

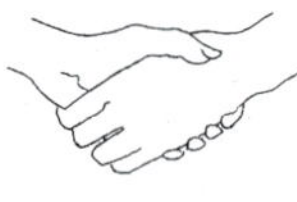

- Erinnern Sie alle Teilnehmerinnen und Teilnehmer an den Zeitpunkt und das Thema des nächsten Treffens.
- Auf Wiedersehen!

Meine Ideen

Drittes Treffen:
Kindheit

Auftakt (10 Minuten)

- Begrüßen Sie jeden Teilnehmer und jede Teilnehmerin einzeln mit Namen.

- Weisen Sie auf den Namen der Gruppe hin (steht an der Weißwandtafel). Erinnern Sie die Teilnehmerinnen und Teilnehmer an die Tätigkeiten beim letzten Treffen.

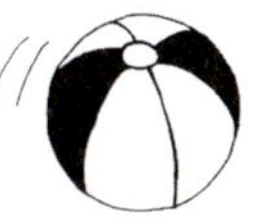

- Spielen Sie einige Minuten lang Softball. Wie beim zweiten Treffen soll jeder und jede beim Fangen des Balls laut einen bestimmten Begriff sagen.
- Dann wird, angeleitet vom Vorsänger oder von der Vorsängerin, gemeinsam das Gruppenlied gesungen (Liederbuch oder Tonband/CD verwenden).

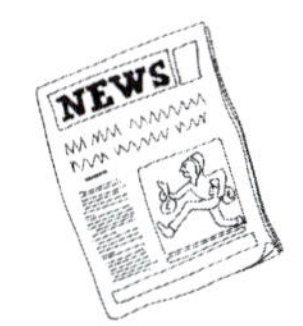

- Sprechen Sie über den heutigen Tag, den Monat, das Jahr, die Jahreszeit, die Uhrzeit, den Namen und die Adresse der Einrichtung (Weißwandtafel benutzen).
- Sammeln Sie Meinungen über ein aktuelles Thema in der Einrichtung, z. B. über die letzten Mahlzeiten oder das Wetter gestern und heute. Diskutieren Sie über eine aktuelle Nachricht (Zeitungen oder Fotos verwenden).
- Bieten Sie Erfrischungen an.

Meine Ideen

Schwerpunkt (25 Minuten)

Stufe A

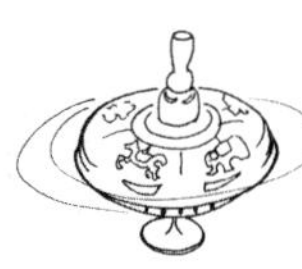

- Bitten Sie die Gruppenmitglieder, einen ausgeteilten Vordruck auszufüllen: Name, Name des Vaters, Name der Mutter, besuchte Schulen usw. und auf diese Weise die erste Seite eines Erinnerungstagebuchs zu verfassen (siehe Vordruck S. 35). Anschließend sollen sie einen Plan oder eine Zeichnung ihres Kinderzimmers anfertigen, vielleicht sogar ein Bild davon an die Tafel malen.

Stufe B

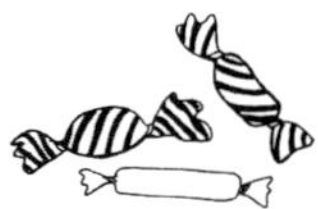

- Bitten Sie die Gruppenmitglieder, den Umgang mit altmodischem Kinderspielzeug vorzuführen, z. B. Kreisel, Diabolo, Wurfringe. Sprechen Sie über Süßigkeiten, die es früher gab: Lakritze, Drops, Anisbonbons, Dauerlutscher, Pfefferminzkugeln, Malzbonbons, Melasse-Toffees, Brausewürfel. Reichen Sie ein paar von diesen Süßigkeiten zum Probieren und Genießen in die Runde.

Ausklang (10 Minuten)

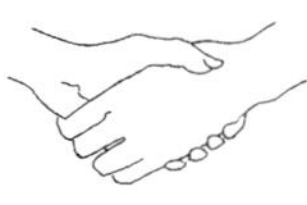

- Fassen Sie die Gespräche des heutigen Treffens zusammen und bitten Sie um Rückmeldungen. Danken Sie jeder Teilnehmerin und jedem Teilnehmer fürs Kommen und Mitmachen.
- Singen Sie das Gruppenlied noch einmal.
- Erinnern Sie alle Teilnehmerinnen und Teilnehmer an den Zeitpunkt und das Thema des nächsten Treffens.
- Auf Wiedersehen!

Meine Ideen

3

Meine Kindheit:
Auskunftsbogen

Name ______________________________

Ich wurde geboren am ______________________________

in ______________________________

Meine Mutter hieß ______________________________

Mein Vater hieß ______________________________

Ich hatte _____ Brüder und _____ Schwestern.

Sie hießen ______________________________

____

____

____

____

____

Wir wohnten in ______________________________

____

____

Andere wichtige Personen in meiner Familie waren ______________________________

____

____

____

____

____

____

____

____

Zur Schule gegangen bin ich in ____________________
und ____________________

Meine besten Fächer waren ____________________

Meine schlechtesten Fächer waren ____________________

Meine besten Schulfreundinnen/Schulfreunde waren ____________________

Mit ____ Jahren war meine Schulzeit zu Ende.

Meine erste Arbeitsstelle/mein erster Beruf war ____________________

Diese Seite darf fotokopiert werden.

Viertes Treffen:
Nahrungsmittel

Auftakt (10 Minuten)

4

- Begrüßen Sie jeden Teilnehmer und jede Teilnehmerin einzeln mit Namen.
- Weisen Sie auf den Namen der Gruppe hin (steht an der Weißwandtafel). Erinnern Sie die Teilnehmerinnen und Teilnehmer an die Tätigkeiten beim letzten Treffen.
- Spielen Sie einige Minuten lang Softball. Wie beim zweiten Treffen soll jeder und jede beim Fangen des Balls laut einen bestimmten Begriff sagen.

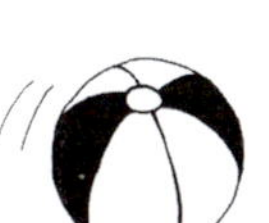

- Dann wird, angeleitet vom Vorsänger oder von der Vorsängerin, gemeinsam das Gruppenlied gesungen (Liederbuch oder Tonband/CD verwenden).
- Sprechen Sie über den heutigen Tag, den Monat, das Jahr, die Jahreszeit, die Uhrzeit, den Namen und die Adresse der Einrichtung (Weißwandtafel benutzen).

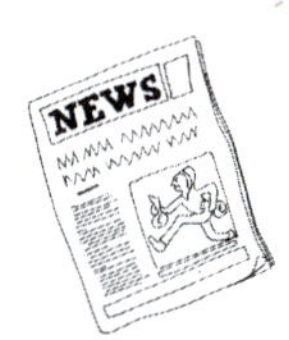

- Sammeln Sie Meinungen über ein aktuelles Thema in der Einrichtung, z. B. über die letzten Mahlzeiten oder das Wetter gestern und heute. Diskutieren Sie über eine aktuelle Nachricht (Zeitungen oder Fotos verwenden).
- Bieten Sie Erfrischungen an.

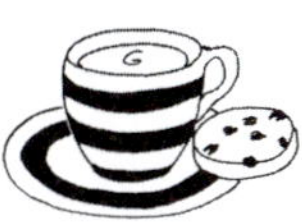

Meine Ideen

Schwerpunkt (25 Minuten)

Stufe A

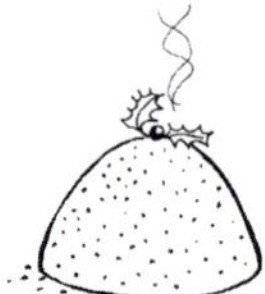

- Verwenden Sie mit Preisen ausgezeichnete echte Nahrungsmittel oder Nahrungsmittelattrappen und stellen Sie den Leuten eine Aufgabe, z. B. mit einem bestimmten Budget ein Mittagessen für vier Personen planen.
- Dann werden die Nahrungsmittel in Gruppen eingeteilt: Sachen für die drei Tagesmahlzeiten, für festliche Gelegenheiten, für süße oder salzige Gerichte.

Stufe B

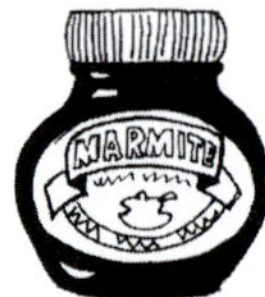

- Lassen Sie die Leute Nahrungsmittel probieren, die Erinnerungen auslösen oder eine vielleicht persönliche Bedeutung haben, z. B. Zitronensprudel, Schokoladenpudding, Haferflockenplätzchen, Apfelmus.
- Fragen Sie die Leute nach verschiedenen Nahrungsmittelgruppen und schreiben Sie diese an die Tafel: Suppen, Fleisch, Süßspeisen, Fisch, Gemüse. Dann werden für jede Kategorie möglichst viele Sorten gesammelt und notiert.

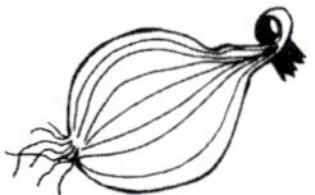

- Ergänzen Sie die Bezeichnungen von Gerichten, z. B. Kartoffel …, Rühr …, Pfann …
- Fragen Sie die Teilnehmerinnen und Teilnehmer nach Nahrungsmitteln mit einem bestimmten Anfangsbuchstaben.

Ausklang (10 Minuten)

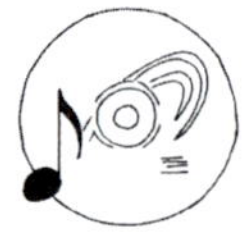

- Fassen Sie die Gespräche des heutigen Treffens zusammen und bitten Sie um Rückmeldungen. Danken Sie jeder Teilnehmerin und jedem Teilnehmer fürs Kommen und Mitmachen.
- Singen Sie das Gruppenlied noch einmal.

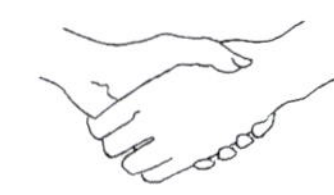

- Erinnern Sie alle Teilnehmerinnen und Teilnehmer an den Zeitpunkt und das Thema des nächsten Treffens.
- Auf Wiedersehen!

Meine Ideen

Fünftes Treffen:
Zeitgeschehen

Auftakt (10 Minuten)

- Begrüßen Sie jeden Teilnehmer und jede Teilnehmerin einzeln mit Namen.
- Weisen Sie auf den Namen der Gruppe hin (steht an der Weißwandtafel). Erinnern Sie die Teilnehmerinnen und Teilnehmer an die Tätigkeiten beim letzten Treffen.

5

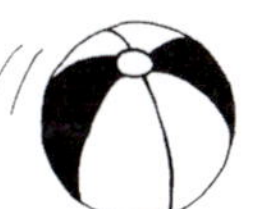

- Spielen Sie einige Minuten lang Softball. Wie beim zweiten Treffen soll jeder und jede beim Fangen des Balls laut einen bestimmten Begriff sagen.
- Dann wird, angeleitet vom Vorsänger oder von der Vorsängerin, gemeinsam das Gruppenlied gesungen (Liederbuch oder Tonband/CD verwenden).

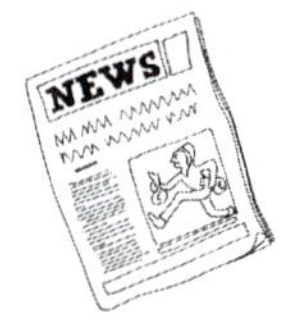

- Sprechen Sie über den heutigen Tag, den Monat, das Jahr, die Jahreszeit, die Uhrzeit, den Namen und die Adresse der Einrichtung (Weißwandtafel benutzen).
- Sammeln Sie Meinungen über ein aktuelles Thema in der Einrichtung, z. B. über die letzten Mahlzeiten oder das Wetter gestern und heute. Diskutieren Sie über eine aktuelle Nachricht (Zeitungen oder Fotos verwenden).

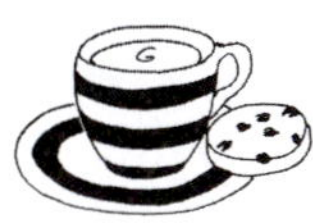

- Bieten Sie Erfrischungen an.

Meine Ideen

Schwerpunkt (25 Minuten)

Stufe A

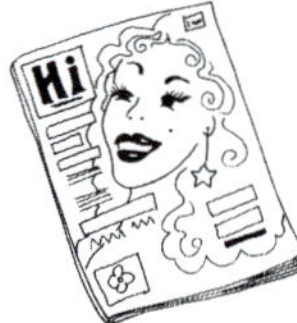

- Sprechen Sie über ausgewählte aktuelle Themen in regionalen und überregionalen Zeitungen und Zeitschriften. Kopieren (und wenn möglich laminieren) Sie interessante Artikel mehrmals, damit jeder und jede das Gleiche betrachten kann.

Stufe B

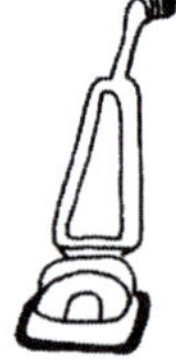

- Stellen Sie mithilfe von Stichwortkärtchen Fragen, um das Gespräch über aktuelle Nachrichten, Ansichten, Einstellungen, Träume und Hoffnungen in Gang zu bringen. Hier einige Vorschläge für Eröffnungsfragen:

  - Sollen Männer und Frauen verschiedene Rollen haben? Sollen Männer kochen, putzen, Wäsche waschen?
  - Wie gefällt Ihnen die heutige Mode?
  - Was halten Sie von gleichgeschlechtlichen Ehen?
  - Welche Wohltätigkeitsorganisation ist Ihnen am liebsten?
  - Welchen Menschen bewundern Sie am meisten?
  - Welchen Ort mögen Sie am liebsten?
  - Sind Mobiltelefone eine gute Sache?
    (Zeigen Sie eines, falls erforderlich.)

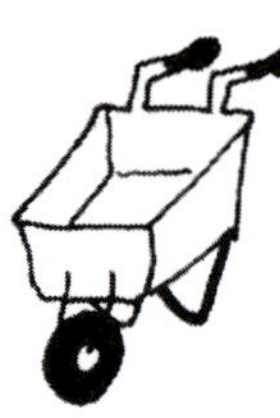
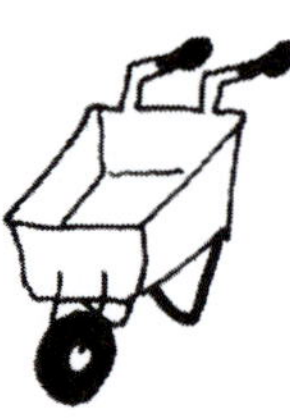

  - Sollte das Rentenalter für alle gleich sein? In welchem Alter?
  - Werden Ehescheidungen heutzutage zu leicht gemacht?

Ausklang (10 Minuten)

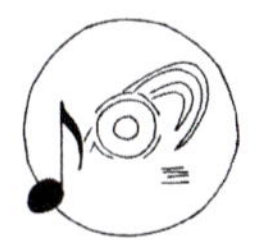

- Fassen Sie die Gespräche des heutigen Treffens zusammen und bitten Sie um Rückmeldungen. Danken Sie jeder Teilnehmerin und jedem Teilnehmer fürs Kommen und Mitmachen.
- Singen Sie das Gruppenlied noch einmal.
- Erinnern Sie alle Teilnehmerinnen und Teilnehmer an den Zeitpunkt und das Thema des nächsten Treffens.

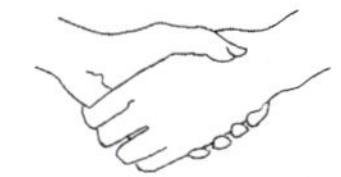

- Auf Wiedersehen!

Meine Ideen

Sechstes Treffen:
Gesichter/Orte

Auftakt (10 Minuten)

- Begrüßen Sie jeden Teilnehmer und jede Teilnehmerin einzeln mit Namen.
- Weisen Sie auf den Namen der Gruppe hin (steht an der Weißwandtafel). Erinnern Sie an die Aktivitäten beim letzten Treffen.

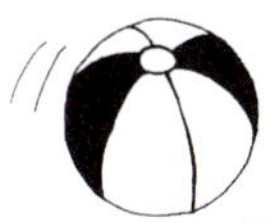

- Spielen Sie einige Minuten lang Softball. Wie beim zweiten Treffen soll jeder und jede beim Fangen des Balls laut einen bestimmten Begriff sagen.

- Dann wird, angeleitet vom Vorsänger oder von der Vorsängerin, gemeinsam das Gruppenlied gesungen (Liederbuch oder Tonband/CD verwenden).

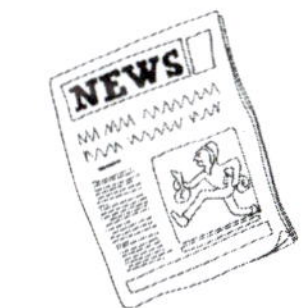

- Sprechen Sie über den heutigen Tag, den Monat, das Jahr, die Jahreszeit, die Uhrzeit, den Namen und die Adresse der Einrichtung (Weißwandtafel benutzen).
- Sammeln Sie Meinungen über ein aktuelles Thema in der Einrichtung, z. B. über die letzten Mahlzeiten oder das Wetter gestern und heute. Diskutieren Sie über eine aktuelle Nachricht (Zeitungen oder Fotos verwenden).
- Bieten Sie Erfrischungen an.

Meine Ideen

Schwerpunkt (25 Minuten)

Stufe A

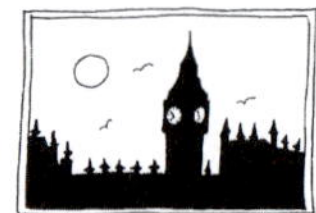

- Kopieren und laminieren Sie so viele verschiedene Portraitfotos bekannter Persönlichkeiten oder Fotos lokaler Ansichten (z. B. von alten Postkarten), dass alle Teilnehmenden das gleiche Bild betrachten können. Jede Teilnehmerin und jeder Teilnehmer bekommt ein Bild oder mehrere Bilder und soll nun die Person oder die Örtlichkeit identifizieren. Lassen Sie den Leuten Zeit für eine entspannte Unterhaltung über die abgebildeten Menschen oder Orte.

Stufe B

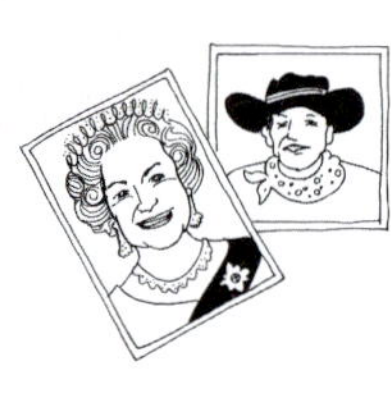

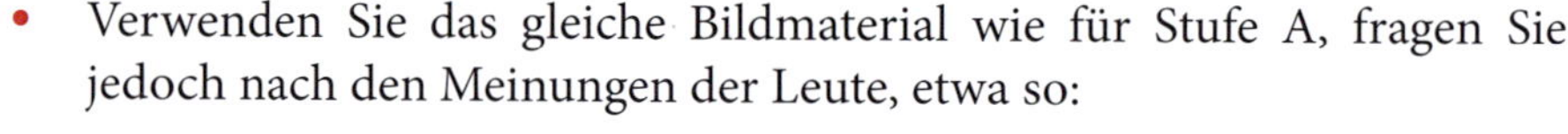

- Verwenden Sie das gleiche Bildmaterial wie für Stufe A, fragen Sie jedoch nach den Meinungen der Leute, etwa so:

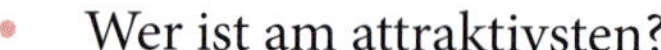

  - Wer ist am attraktivsten?

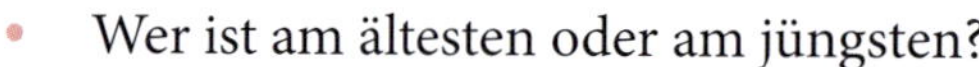

  - Wer ist am ältesten oder am jüngsten?
  - Was haben diese Personen gemeinsam?
  - Worin unterscheiden sie sich?
- Bieten Sie für jedes Bild ein paar mögliche Namen zur Auswahl an. Versuchen Sie, Meinungen als Auslöser für Erinnerungen an Namen zu verwenden.
- Setzen Sie eine Polaroid- oder Digitalkamera und einen Drucker ein, um die Gruppenmitglieder zu fotografieren und die Fotos dann mit der realen Person zu vergleichen.

Ausklang (10 Minuten)

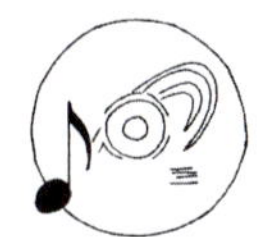

- Fassen Sie die Gespräche des heutigen Treffens zusammen und bitten Sie um Rückmeldungen. Danken Sie jeder Teilnehmerin und jedem Teilnehmer fürs Kommen und Mitmachen.
- Singen Sie das Gruppenlied noch einmal.
- Erinnern Sie alle Teilnehmerinnen und Teilnehmer an den Zeitpunkt und das Thema des nächsten Treffens.

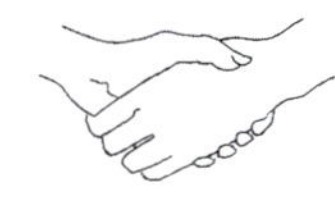

- Auf Wiedersehen!

Meine Ideen

Siebtes Treffen:
Wörter assoziieren

Auftakt (10 Minuten)

- Begrüßen Sie jeden Teilnehmer und jede Teilnehmerin einzeln mit Namen.
- Weisen Sie auf den Namen der Gruppe hin (steht an der Weißwandtafel). Erinnern Sie die Teilnehmerinnen und Teilnehmer an die Tätigkeiten beim letzten Treffen.

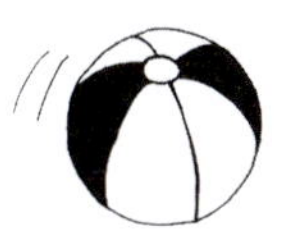

- Spielen Sie einige Minuten lang Softball. Wie beim zweiten Treffen soll jeder und jede beim Fangen des Balls laut einen bestimmten Begriff sagen.
- Dann wird, angeleitet vom Vorsänger oder von der Vorsängerin, gemeinsam das Gruppenlied gesungen (Liederbuch oder Tonband/CD verwenden).

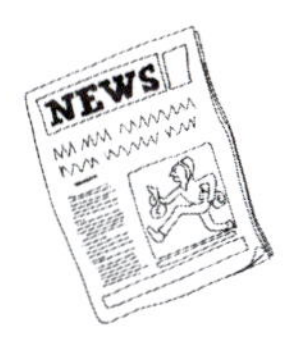

- Sprechen Sie über den heutigen Tag, den Monat, das Jahr, die Jahreszeit, die Uhrzeit, den Namen und die Adresse der Einrichtung (Weißwandtafel benutzen).
- Sammeln Sie Meinungen über ein aktuelles Thema in der Einrichtung, z. B. über die letzten Mahlzeiten oder das Wetter gestern und heute. Diskutieren Sie über eine aktuelles Nachricht (Zeitungen oder Fotos verwenden).

- Bieten Sie Erfrischungen an.

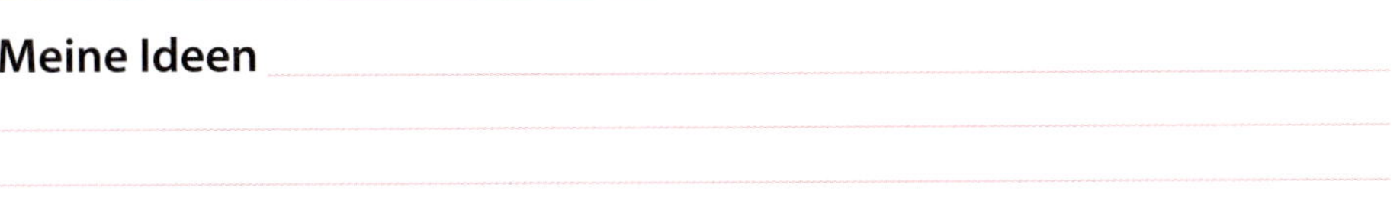

Meine Ideen

Schwerpunkt (25 Minuten)

Stufe A

- Bitten Sie die Teilnehmenden, in verschiedenen Sätzen das fehlende Wort einzusetzen. In den Sätzen kann es um Mengen (eine Tasse …), berühmte Paare (Maria und …), berühmte Orte (das Brandenburger …) oder Sprichwörter gehen (Spare in der Zeit …). Weitere Beispiele siehe Liste auf S. 51 f.

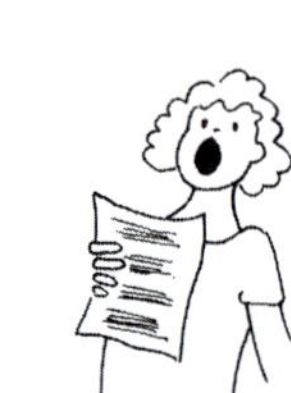

Stufe B

- Singen Sie die ersten paar Worte eines bekannten Liedes (z. B. «Am Brunnen vor dem Tore …») und bitten Sie die Gruppe weiterzusingen.

Ausklang (10 Minuten)

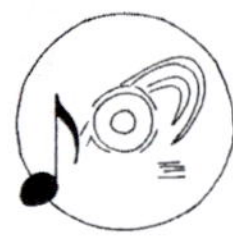

- Fassen Sie die Gespräche des heutigen Treffens zusammen und bitten Sie um Rückmeldungen. Danken Sie jeder Teilnehmerin und jedem Teilnehmer fürs Kommen und Mitmachen.
- Singen Sie das Gruppenlied noch einmal.

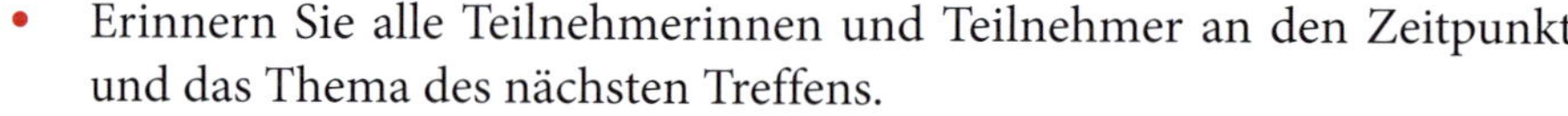

- Erinnern Sie alle Teilnehmerinnen und Teilnehmer an den Zeitpunkt und das Thema des nächsten Treffens.

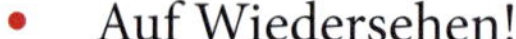

- Auf Wiedersehen!

Meine Ideen

Fehlende Wörter ergänzen: einige Beispiele

Mengen

eine Tasse …	Tee
ein Laib …	Brot
eine Scheibe …	Brot, Schinken, Käse
eine Flasche …	Wasser, Milch, Bier
ein Liter …	Milch, Bier
ein Fass …	Wein
ein Paket …	Mehl, Zucker
ein Paar …	Schuhe, Handschuhe
ein Eimer …	Wasser, Sand

Paare

Dick und …	Doof
Mama und …	Papa
Maria und …	Josef
Hänsel und …	Gretel
Kate und …	William
Krethi und …	Plethi

Orte

das Brandenburger …	Tor
die Bayerischen …	Alpen
die Lüneburger …	Heide
das Schwarze …	Meer
das Rote …	Meer
die Vereinigten …	Staaten
der Teutoburger …	Wald
die Norddeutsche …	Tiefebene
die Schwäbische …	Alb
der Genfer …	See

Sprichwörter

Vorbeugen ist …	besser als heilen.
Man muss das Eisen schmieden, …	solange es heiß ist.
Spare in der Zeit, …	dann hast du in der Not.
Vorsicht ist …	die Mutter der Porzellankiste.
Kleine Kinder, kleine Sorgen – …	große Kinder, große Sorgen.
Was Hänschen nicht lernt, …	lernt Hans nimmermehr.
Die Kirschen in Nachbars Garten …	schmecken immer süßer.
Der Spatz in der Hand …	ist besser als eine Taube auf dem Dach.
Frisch gewagt …	ist halb gewonnen.

Achtes Treffen:
Kreativ sein

Auftakt (10 Minuten)

- Begrüßen Sie jeden Teilnehmer und jede Teilnehmerin einzeln mit Namen.

- Weisen Sie auf den Namen der Gruppe hin (steht an der Weißwandtafel). Erinnern Sie die Teilnehmerinnen und Teilnehmer an die Tätigkeiten beim letzten Treffen.

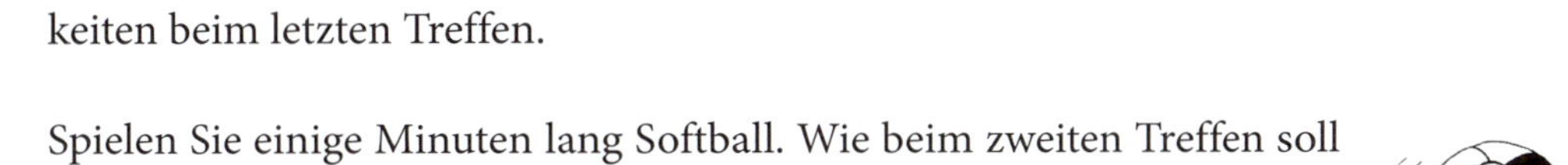

- Spielen Sie einige Minuten lang Softball. Wie beim zweiten Treffen soll jeder und jede beim Fangen des Balls laut einen bestimmten Begriff sagen.

- Dann wird, angeleitet vom Vorsänger oder von der Vorsängerin, gemeinsam das Gruppenlied gesungen (Liederbuch oder Tonband/CD verwenden).

8

- Sprechen Sie über den heutigen Tag, den Monat, das Jahr, die Jahreszeit, die Uhrzeit, den Namen und die Adresse der Einrichtung (Weißwandtafel benutzen).

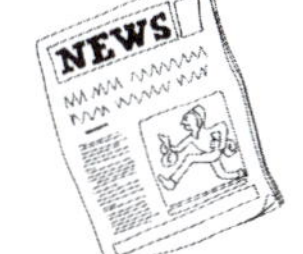

- Sammeln Sie Meinungen über ein aktuelles Thema in der Einrichtung, z. B. über die letzten Mahlzeiten oder das Wetter gestern und heute. Diskutieren Sie über eine aktuelle Nachricht (Zeitungen oder Fotos verwenden).

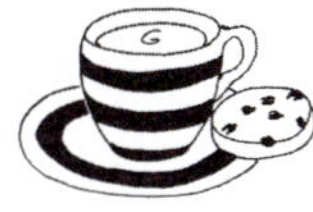

- Bieten Sie Erfrischungen an.

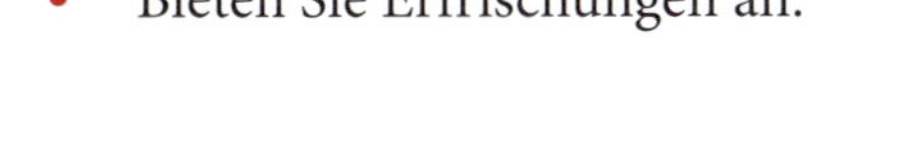

Meine Ideen

Schwerpunkt (25 Minuten)

Stufen A und B

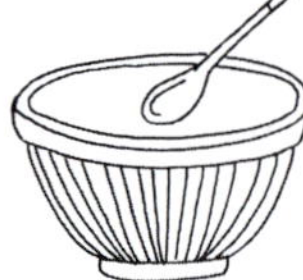

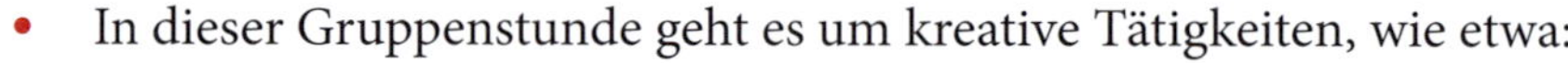

- In dieser Gruppenstunde geht es um kreative Tätigkeiten, wie etwa:
    - kochen: einen süßen Auflauf oder ein ähnliches Gericht. Die Aufgabe wird in einzelne Schritte aufgeteilt (Form einfetten, Äpfel schälen und kleinschneiden, Zutaten mischen), damit alle etwas beitragen können.

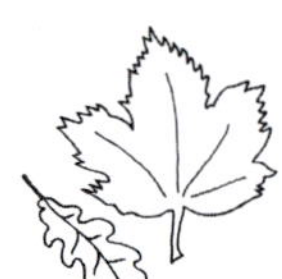

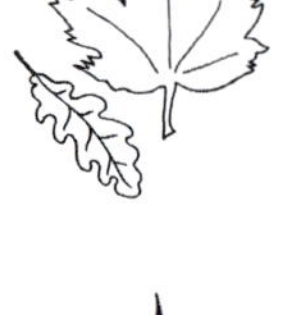

    - eine der Jahreszeit entsprechende Collage herstellen: dafür natürliches Material (z. B. bunte Herbstblätter oder Frühlingsblumen) oder ausgeschnittene Bilder benutzen

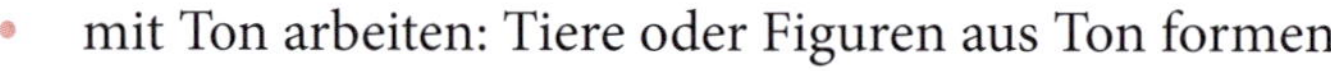

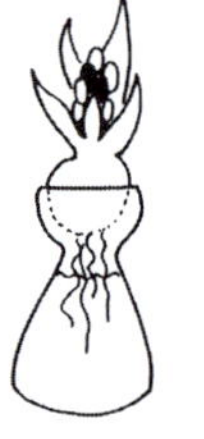

    - mit Ton arbeiten: Tiere oder Figuren aus Ton formen

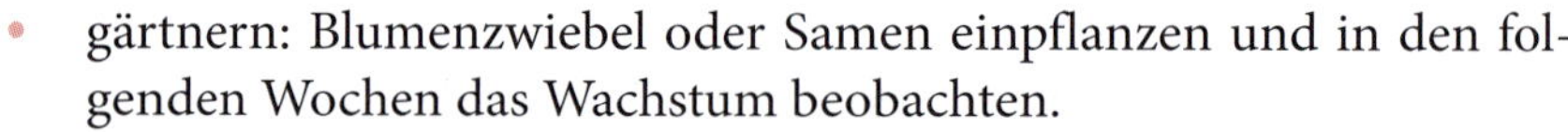

    - gärtnern: Blumenzwiebel oder Samen einpflanzen und in den folgenden Wochen das Wachstum beobachten.

Ausklang (10 Minuten)

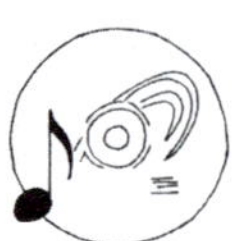

- Fassen Sie die Gespräche des heutigen Treffens zusammen und bitten Sie um Rückmeldungen. Danken Sie jeder Teilnehmerin und jedem Teilnehmer fürs Kommen und Mitmachen.
- Singen Sie das Gruppenlied noch einmal.

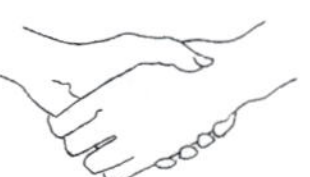

- Erinnern Sie alle Teilnehmerinnen und Teilnehmer an den Zeitpunkt und das Thema des nächsten Treffens.
- Auf Wiedersehen!

Meine Ideen

Neuntes Treffen:
Gegenstände ordnen

Auftakt (10 Minuten)

- Begrüßen Sie jeden Teilnehmer und jede Teilnehmerin einzeln mit Namen.

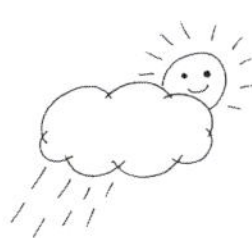

- Weisen Sie auf den Namen der Gruppe hin (steht an der Weißwandtafel). Erinnern Sie die Teilnehmerinnen und Teilnehmer an die Tätigkeiten beim letzten Treffen.

- Spielen Sie einige Minuten lang Softball. Wie beim zweiten Treffen soll jeder und jede beim Fangen des Balls laut einen bestimmten Begriff sagen.

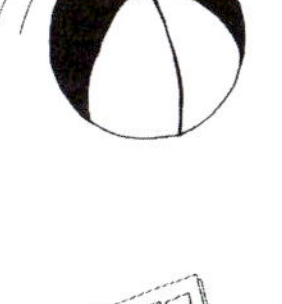

- Dann wird, angeleitet vom Vorsänger oder von der Vorsängerin, gemeinsam das Gruppenlied gesungen (Liederbuch oder Tonband/CD verwenden).

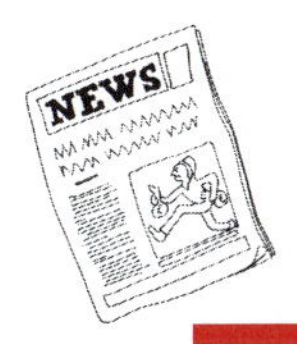

- Sprechen Sie über den heutigen Tag, den Monat, das Jahr, die Jahreszeit, die Uhrzeit, den Namen und die Adresse der Einrichtung (Weißwandtafel benutzen).

9

- Sammeln Sie Meinungen über ein aktuelles Thema in der Einrichtung, z. B. über die letzten Mahlzeiten oder das Wetter gestern und heute. Diskutieren Sie über eine aktuelle Nachricht (Zeitungen oder Fotos verwenden).

- Bieten Sie Erfrischungen an.

Meine Ideen

Schwerpunktaktivität (25 Minuten)

Stufe A

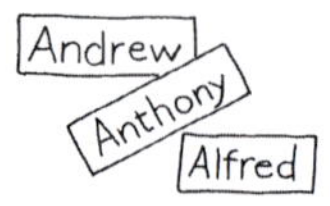

- Fragen Sie die Leute nach Worten mit einem bestimmten Anfangsbuchstaben (etwa mit dem Buchstaben A), die in eine genannte Kategorie passen (etwa Jungennamen). Um das Spiel in Gang zu bringen, werden Buchstaben und Kategorien auf einzelne Karten geschrieben. Sie können aber auch einfach die Kategorie an die Tafel schreiben und die Leute auffordern, möglichst viele Beispiele zu nennen.

Stufe B

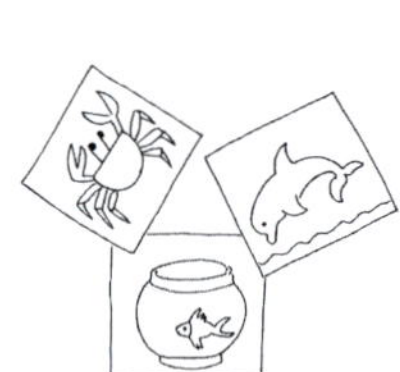

- Legen Sie etwa 20 Gegenstände oder farbige Bilder von Gegenständen auf den Tisch. Bitten Sie nun die Mitglieder, die Objekte nach bestimmten Kriterien zu ordnen, z. B. nach ihrem Verwendungszweck, der Farbe oder dem Anfangsbuchstaben. Eine Variante ist das Spiel «Was passt nicht in die Reihe?»: Fragen Sie, welcher von drei Gegenständen nicht in die zu den beiden anderen passt.

Ausklang (10 Minuten)

- Fassen Sie die Gespräche des heutigen Treffens zusammen und bitten Sie um eine Rückmeldung. Danken Sie jeder Teilnehmerin und jedem Teilnehmer fürs Kommen und Mitmachen.

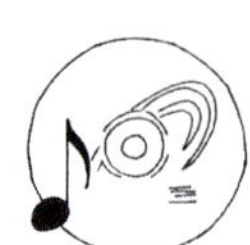
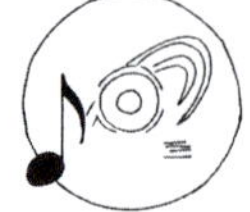

- Singen Sie das Gruppenlied noch einmal.
- Erinnern Sie alle Teilnehmerinnen und Teilnehmer an den Zeitpunkt und das Thema des nächsten Treffens.

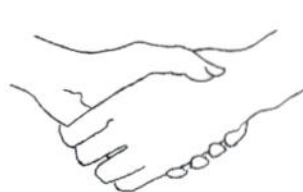

- Auf Wiedersehen!

Meine Ideen

Kategorien: Beispiele

1. Länder
2. Jungennamen
3. Mädchennamen
4. Gemüsesorten
5. Blumen
6. alkoholische Getränke
7. Dinge rund um Weihnachten
8. berühmte Sängerinnen und Sänger
9. Nahrungsmittel
10. Städte/Hauptstädte
11. berühmte Herrscherinnen und Herrscher (früher und heute)
12. Tiere
13. Vögel
14. Filme
15. Lieder
16. Dinge aus dem Supermarkt
17. Dinge aus der Küche
18. Dinge aus dem Schuppen
19. Dinge aus dem Garten
20. Musikinstrumente
21. Fische
22. Farben
23. Kleidungsstücke
24. Transportmittel
25. Wovor Sie sich fürchten
26. Was Ihnen Freude macht
27. Filmstars
28. Fernsehprogramme
29. Sportarten
30. Gegenden/Staaten

Zehntes Treffen:
Orientierung

Auftakt (10 Minuten)

- Begrüßen Sie jeden Teilnehmer und jede Teilnehmerin einzeln mit Namen.
- Weisen Sie auf den Namen der Gruppe hin (steht an der Weißwandtafel). Erinnern Sie die Teilnehmerinnen und Teilnehmer an die Tätigkeiten beim letzten Treffen.
- Spielen Sie einige Minuten lang Softball. Wie beim zweiten Treffen soll jeder und jede beim Fangen des Balls laut einen bestimmten Begriff sagen.

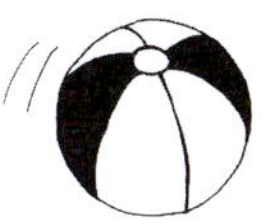

- Dann wird, angeleitet vom Vorsänger oder von der Vorsängerin, gemeinsam das Gruppenlied gesungen (Liederbuch oder Tonband/CD verwenden).
- Sprechen Sie über den heutigen Tag, den Monat, das Jahr, die Jahreszeit, die Uhrzeit, den Namen und die Adresse der Einrichtung (Weißwandtafel benutzen).

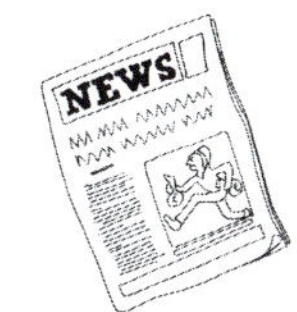

- Sammeln Sie Meinungen über ein aktuelles Thema in der Einrichtung, z. B. über die letzten Mahlzeiten oder das Wetter gestern und heute. Diskutieren Sie über eine aktuelle Nachricht (Zeitungen oder Fotos verwenden).
- Bieten Sie Erfrischungen an.

Meine Ideen

Schwerpunkt (25 Minuten)

Stufe A

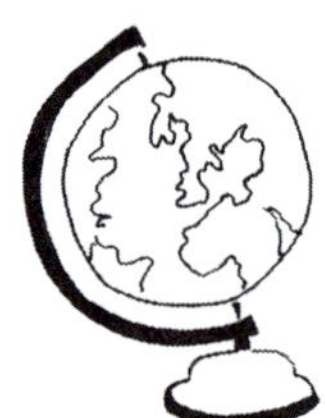

- Je nachdem, woher die Leute stammen, malen Sie eine Karte von Deutschland, Österreich oder der Schweiz oder auch von einzelnen Teilen dieser Länder, einen Stadtplan oder einen Grundriss des Hauses auf die Weißwandtafel. Bitten Sie nun die Teilnehmenden, einzelne Orte oder Orientierungspunkte zu nennen, etwa beliebte Ferienziele (auf der Landkarte), das Postamt (auf dem Stadtplan) oder den Speisesaal (auf dem Grundriss des Hauses), und tragen Sie diese an der entsprechenden Stelle ein. Von manchen Städten gibt es Bildbände mit Ortsansichten von «damals und heute», welche die Veränderungen im Laufe des 20. Jahrhunderts dokumentieren. Sie lassen sich gut als Diskussionsgrundlage verwenden, sofern der Ort den meisten Leuten bekannt ist.

Stufe B

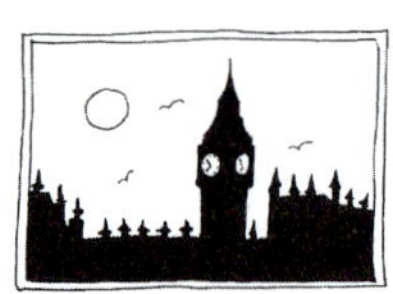

- Markieren Sie auf einer großen Landkarte die verschiedenen Herkunftsorte der Gruppenmitglieder. Unterhalten Sie sich über Umzüge in andere Gegenden, sprechen Sie gegebenenfalls über Ausgangs- und Zielorte. Wenn die Leute Auslandsreisen unternommen haben, kommt eine Weltkarte zum Einsatz, um die jeweiligen Länder zu identifizieren. Diskutieren Sie über die Dauer einer Reise, die Distanz zwischen den Orten, Transportverbindungen und Wahrzeichen.

Ausklang (10 Minuten)

- Fassen Sie die Gespräche des heutigen Treffens zusammen und bitten Sie um Rückmeldungen. Danken Sie jeder Teilnehmerin und jedem Teilnehmer fürs Kommen und Mitmachen.

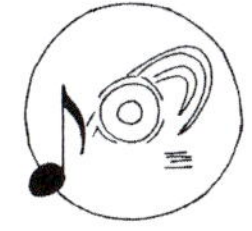

- Singen Sie das Gruppenlied noch einmal.
- Erinnern Sie alle Teilnehmerinnen und Teilnehmer an den Zeitpunkt und das Thema des nächsten Treffens.
- Auf Wiedersehen!

Meine Ideen

Elftes Treffen:

Mit Geld umgehen

Auftakt (10 Minuten)

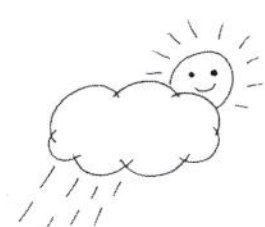

- Begrüßen Sie jeden Teilnehmer und jede Teilnehmerin einzeln mit Namen.
- Weisen Sie auf den Namen der Gruppe hin (steht an der Weißwandtafel). Erinnern Sie die Teilnehmerinnen und Teilnehmer an die Tätigkeiten beim letzten Treffen.

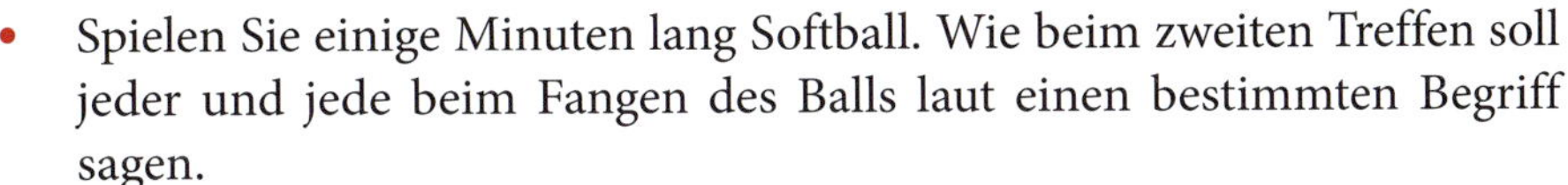

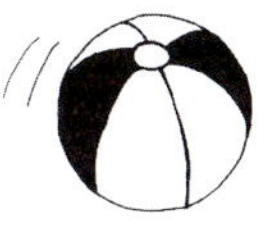

- Spielen Sie einige Minuten lang Softball. Wie beim zweiten Treffen soll jeder und jede beim Fangen des Balls laut einen bestimmten Begriff sagen.
- Dann wird, angeleitet vom Vorsänger oder von der Vorsängerin, gemeinsam das Gruppenlied gesungen (Liederbuch oder Tonband/CD verwenden).
- Sprechen Sie über den heutigen Tag, den Monat, das Jahr, die Jahreszeit, die Uhrzeit, den Namen und die Adresse der Einrichtung (Weißwandtafel benutzen).

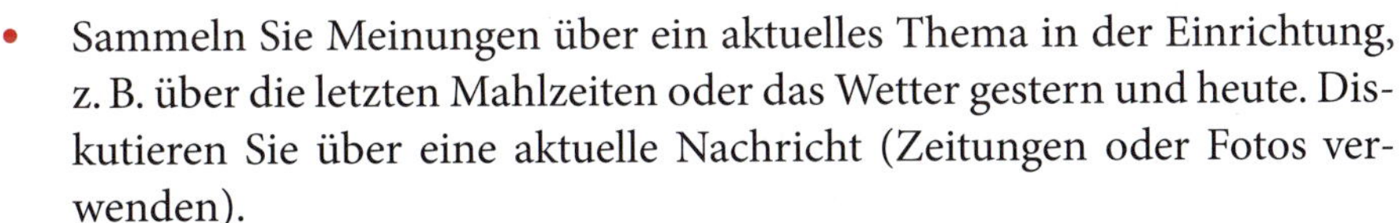

- Sammeln Sie Meinungen über ein aktuelles Thema in der Einrichtung, z. B. über die letzten Mahlzeiten oder das Wetter gestern und heute. Diskutieren Sie über eine aktuelle Nachricht (Zeitungen oder Fotos verwenden).

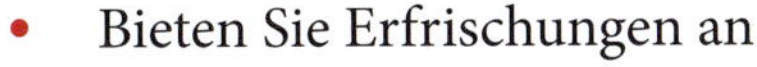

- Bieten Sie Erfrischungen an.

Meine Ideen

Schwerpunkt (25 Minuten)

Stufe A

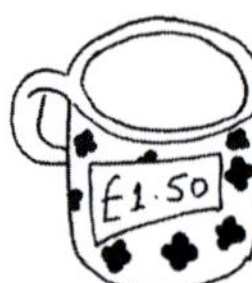

- Bereiten Sie laminierte Ausschnitte von Alltagsgegenständen aus Warenkatalogen vor (oder halten Sie die echten Gegenstände bereit), die auf der Rückseite ein Preisschild tragen. Bitten Sie die Leute, die Preise der Sachen zu erraten, die Preise zu addieren («Was kostet das alles zusammen?») oder das Preisschild dem Gegenstand zuzuordnen.

Stufe B

- Zeigen Sie den Teilnehmenden alte und aktuell gültige Münzen zum Vergleichen. Diskutieren Sie beispielsweise anhand folgender Fragen über Preis- und Wertveränderungen:

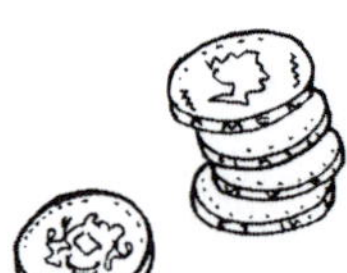

  - Wie hoch war Ihr erster Arbeitslohn?
  - Wie viel haben die Leute damals durchschnittlich verdient?
  - Was kostete ein Laib Brot?
  - Was bekommt man heute für 10 Euro?
    Anmerkung für die Arbeit in Deutschland: Berücksichtigen Sie bei diesem Thema, dass einige Personen einschneidende Erfahrungen mit Inflation (Folge der Weltwirtschaftskrise) und der Währungsreform gemacht haben (Verlust von Vermögen und Besitz, Verlust von Erbschaften, Verstaatlichungen in der DDR). Wenn möglich sollten in der Gruppenarbeit eher positiv besetze Erinnerungen fokussiert werden. Dies bedeutet nicht, belastenden Erfahrungen auszuweichen, wohl aber, den Raum, den sie in der Gruppe einnehmen, zu begrenzen.

Ausklang (10 Minuten)

- Fassen Sie die Gespräche des heutigen Treffens zusammen und bitten Sie um Rückmeldungen. Danken Sie jeder Teilnehmerin und jedem Teilnehmer fürs Kommen und Mitmachen.

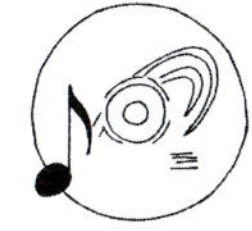

- Singen Sie das Gruppenlied noch einmal.
- Erinnern Sie alle Teilnehmerinnen und Teilnehmer an den Zeitpunkt und das Thema des nächsten Treffens.
- Auf Wiedersehen!

Meine Ideen

Zwölftes Treffen:
Zahlenspiele

Auftakt (10 Minuten)

- Begrüßen Sie jeden Teilnehmer und jede Teilnehmerin einzeln mit Namen.
- Weisen Sie auf den Namen der Gruppe hin (steht an der Weißwandtafel). Erinnern Sie die Teilnehmerinnen und Teilnehmer an die Tätigkeiten beim letzten Treffen.
- Spielen Sie einige Minuten lang Softball. Wie beim zweiten Treffen soll jeder und jede beim Fangen des Balls laut einen bestimmten Begriff sagen.
- Dann wird, angeleitet vom Vorsänger oder von der Vorsängerin, gemeinsam das Gruppenlied gesungen (Liederbuch oder Tonband/CD verwenden).

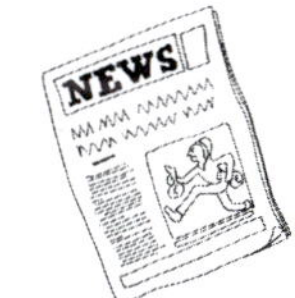

- Sprechen Sie über den heutigen Tag, den Monat, das Jahr, die Jahreszeit, die Uhrzeit, den Namen und die Adresse der Einrichtung (Weißwandtafel benutzen).
- Sammeln Sie Meinungen über ein aktuelles Thema in der Einrichtung, z. B. über die letzten Mahlzeiten oder das Wetter gestern und heute. Diskutieren Sie über eine aktuelle Nachricht (Zeitungen oder Fotos verwenden).

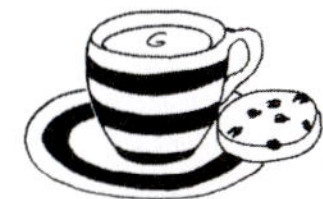

- Bieten Sie Erfrischungen an.

Meine Ideen

Schwerpunkt (25 Minuten)

Stufe A

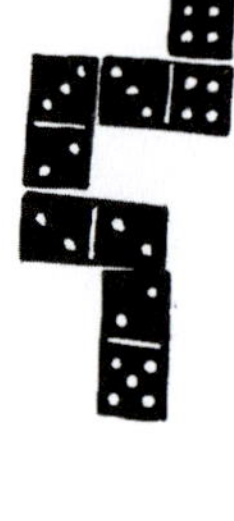

- Spielen Sie Spiele, bei denen Zahlen erkannt und benutzt werden müssen, z. B. Bingo oder Domino.

Stufe B

- Spielen Sie Schnippschnapp mit Spielkarten.
- Gehen Sie reihum, lassen Sie jede und jeden eine Karte vom Stapel nehmen und dabei raten, ob die Zahl auf der erhaltenen Karte höher oder niedriger ist als die auf der vorherigen Karte.

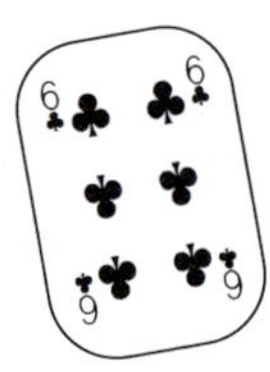

- Wie viele Dinge befinden sich in einem Gefäß (z. B. Münzen in einem kleinen Glas)? Nach dem Raten werden sie gezählt, um festzustellen, wer am besten geraten hat!

Ausklang (10 Minuten)

- Fassen Sie die Gespräche des heutigen Treffens zusammen und bitten Sie um Rückmeldungen. Danken Sie jeder Teilnehmerin und jedem Teilnehmer fürs Kommen und Mitmachen.

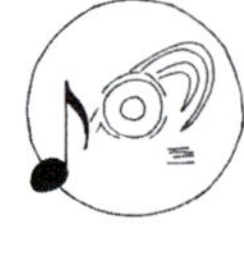

- Singen Sie das Gruppenlied noch einmal.
- Erinnern Sie alle Teilnehmerinnen und Teilnehmer an den Zeitpunkt und das Thema des nächsten Treffens.

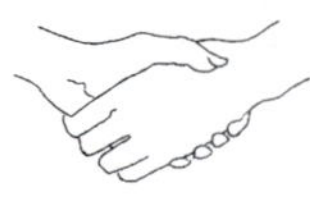

- Auf Wiedersehen!

Meine Ideen

Dreizehntes Treffen:
Wortspiele

Auftakt (10 Minuten)

- Begrüßen Sie jeden Teilnehmer und jede Teilnehmerin einzeln mit Namen.
- Weisen Sie auf den Namen der Gruppe hin (steht an der Weißwandtafel). Erinnern Sie die Teilnehmerinnen und Teilnehmer an die Tätigkeiten beim letzten Treffen.

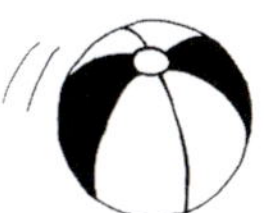

- Spielen Sie einige Minuten lang Softball. Wie beim zweiten Treffen soll jeder und jede beim Fangen des Balls laut einen bestimmten Begriff sagen.
- Dann wird, angeleitet vom Vorsänger oder von der Vorsängerin, gemeinsam das Gruppenlied gesungen (Liederbuch oder Tonband/CD verwenden).

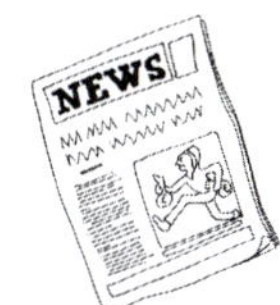

- Sprechen Sie über den heutigen Tag, den Monat, das Jahr, die Jahreszeit, die Uhrzeit, den Namen und die Adresse der Einrichtung (Weißwandtafel benutzen).
- Sammeln Sie Meinungen über ein aktuelles Thema in der Einrichtung, z. B. über die letzten Mahlzeiten oder das Wetter gestern und heute. Diskutieren Sie über eine aktuelle Nachricht (Zeitungen oder Fotos verwenden).

- Bieten Sie Erfrischungen an.

Meine Ideen

13

Schwerpunkt (25 Minuten)

Stufe A

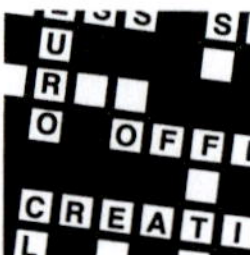

- Spielen Sie ein Worterkennungsspiel, etwa «Galgenmännchen». Dabei muss man Buchstaben und Wörter erkennen und verwenden. Denken Sie sich ein Wort aus, schreiben Sie den Anfangsbuchstaben hin und malen Sie für jeden weiteren Buchstaben einen kurzen Strich. Dann soll die Gruppe die einzelnen Buchstaben raten. Kommt der Buchstabe vor, wird er auf den entsprechenden Strich geschrieben. Für jeden falsch geratenen Buchstaben wird ein Strich des Galgens und dann des «Galgenmännchens» gezeichnet. Ist die Zeichnung komplett, ist das Spiel verloren. Die Gruppe soll das Wort erraten – geben Sie bei Bedarf einen Hinweis auf die Kategorie (z. B. «Es ist ein Getränk.»).

Stufe B

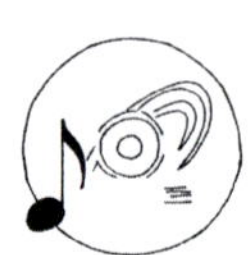

- Bereiten Sie auf einem Blatt Papier (mind. A3-Format) ein Kreuzworträtsel oder ein Wortsuchspiel vor; der Schwierigkeitsgrad orientiert sich an der Leistungsfähigkeit der Gruppe.

Ausklang (10 Minuten)

- Fassen Sie die Gespräche des heutigen Treffens zusammen und bitten Sie um Rückmeldungen. Danken Sie jeder Teilnehmerin und jedem Teilnehmer fürs Kommen und Mitmachen.
- Singen Sie das Gruppenlied noch einmal.

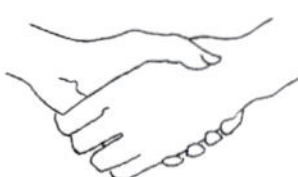

- Erinnern Sie alle Teilnehmerinnen und Teilnehmer an den Zeitpunkt und das Thema des nächsten Treffens.
- Auf Wiedersehen!

Meine Ideen

Vierzehntes Treffen:
Mannschaftsspiele

Auftakt (10 Minuten)

- Begrüßen Sie jeden Teilnehmer und jede Teilnehmerin einzeln mit Namen.

- Weisen Sie auf den Namen der Gruppe hin (steht an der Weißwand_tafel). Erinnern Sie die Teilnehmerinnen und Teilnehmer an die Tätigkeiten beim letzten Treffen.

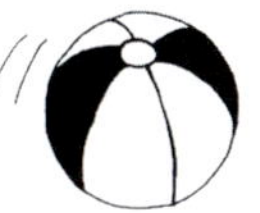

- Spielen Sie einige Minuten lang Softball. Wie beim zweiten Treffen soll jeder und jede beim Fangen des Balls laut einen bestimmten Begriff sagen.

- Dann wird, angeleitet vom Vorsänger oder von der Vorsängerin, gemeinsam das Gruppenlied gesungen (Liederbuch oder Tonband/CD verwenden).

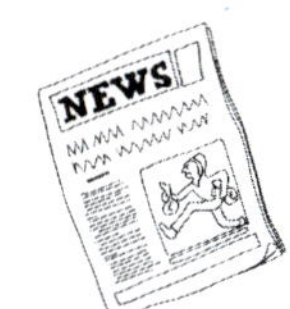

- Sprechen Sie über den heutigen Tag, den Monat, das Jahr, die Jahreszeit, die Uhrzeit, den Namen und die Adresse der Einrichtung (Weißwandtafel benutzen).

- Sammeln Sie Meinungen über ein aktuelles Thema in der Einrichtung, z. B. über die letzten Mahlzeiten oder das Wetter gestern und heute. Diskutieren Sie über eine aktuelle Nachricht (Zeitungen oder Fotos verwenden).

- Bieten Sie Erfrischungen an.

Meine Ideen

Schwerpunkt (25 Minuten)

Stufen A und B

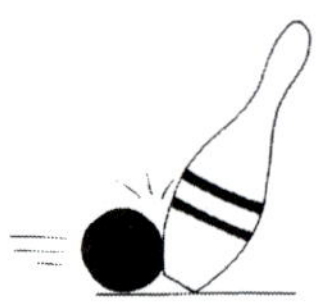

- Spielen Sie Mannschaftsspiele: Teilen Sie die Gruppe in zwei Mannschaften auf und bitten Sie die Leute, ihrer Mannschaft einen Namen zu geben. Stellen Sie dann einfache Alltagsfragen oder spielen Sie ein anderes Spiel, das der Gruppe in der Vergangenheit Spaß gemacht hat. Jeder und jede bekommt am Schluss einen Preis.
- Bringen Sie Material mit, das bei früheren Treffen hergestellt wurde, und stellen Sie die Sachen für alle sichtbar aus.

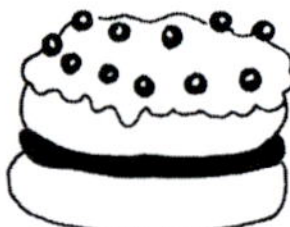

- Arrangieren Sie eine besondere Gruppenstunde mit Tee, Kuchen, kleinen Leckereien usw.
- Haben die Gruppenstunden den Leuten gefallen? Was hat ihnen Spaß gemacht, was nicht? Diskutieren Sie!

Ausklang (10 Minuten)

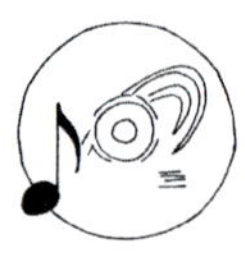

- Fassen Sie die Gespräche des heutigen Treffens zusammen und bitten Sie um Rückmeldungen. Danken Sie jeder Teilnehmerin und jedem Teilnehmer fürs Kommen und Mitmachen.
- Singen Sie das Gruppenlied noch einmal.

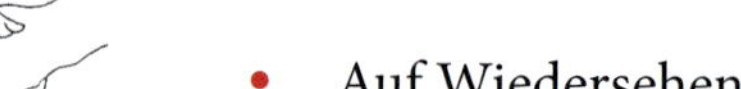

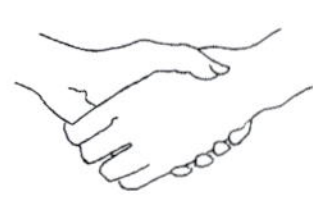

- Auf Wiedersehen!

Meine Ideen

Wie geht es weiter?

Auffrischungstreffen

Wir haben festgestellt, dass das Gedächtnis der Gruppenmitglieder durch die ersten 14 Sitzungen verbessert wird und dieser Effekt für mindestens vier weitere Monate anhält, sofern allwöchentlich ein Auffrischungstreffen stattfindet (Orrell et al., 2005).

Bei diesen Treffen zum Erhalt der Gedächtnisleistung ging es um ähnliche Themen, wobei wir versucht haben, anderes Material zu verwenden, um weder bei den Teilnehmenden noch bei der Gruppenleitung Langeweile aufkommen zu lassen.

Der Aufbau der Treffen gleicht weitgehend dem Aufbau der vorangegangenen 14 Gruppenstunden. Als Richtschnur listen wir nun auf, welche Tätigkeiten bei den 16 Auffrischungstreffen eingesetzt wurden. Selbstverständlich können sie je nach Interessen und Vorlieben der Gruppenmitglieder gemischt oder ersetzt werden.

1. Kindheit: Die Informationen des Auskunftsbogens dienten als Diskussionsanregung (etwa: «Bitte beschreiben Sie Ihr Kinderzimmer.»). Kinderspielsachen und Kinderspiele waren Teil der Sitzung.

2. Zeitgeschehen: Kopien diskussionsanregender Zeitungsartikel wurden eingesetzt, um Meinungsäußerungen auszulösen und Gespräche in Gang zu bringen.

3. Zeitgeschehen: wie beim vorigen Treffen

4. Gegenstände verwenden: einen Schokoladekuchen backen

5. Zahlenspiel: Bingo

6. Quiz: mit zwei Mannschaften

7. Musik: Bei diesem Treffen wurden Musikinstrumente gespielt, altbekannte Lieder gesungen und ein «Sängerwettstreit» durchgeführt, bei dem die Gruppe die erste Zeile eines Lieds zu hören bekam und dann aufgefordert wurde, Text und Melodie zu ergänzen.

8. Bewegungsspiele: Ringe werfen, Kegeln, Boule, Fußball. Die Gruppe wurde ermuntert, die gesammelten Punkte zu zählen.

9. Gegenstände ordnen: Wir spielten «Was passt nicht in die Reihe?», wobei wir vier Wörter auf ein Blatt schrieben und die Teilnehmerinnen und Teilnehmer herausfinden mussten, welches davon nicht in die Reihe passte (z. B. Banane, Orange, Margarine, Ananas). Objekte einer bestimmten Kategorie mit vorgegebenem Anfangsbuchstaben nennen (z. B. ein Kleidungsstück, das mit «B» anfängt)

10. Gegenstände benutzen: Erinnerungsgegenstände und moderne Gegenstände (etwa ein Handy) wurden präsentiert und besprochen.

11. Nützliche Tipps: Ein Buch über Brauchtum und traditionelle Hausmittel regte eine Diskussion über nützliche Tipps an – wie man Verbrennungen behandelt, Milch frisch hält etc.

12. Diskussionsstoff: Wir reichten Karten mit diskussionsanregenden Fragen in der Gruppe herum («Welche Wohltätigkeitsorganisation ist Ihnen am liebsten?» oder «Wie werden alte Leute heutzutage von der Gesellschaft behandelt?»)

13. Diskussionsstoff: wie beim vorigen Treffen

14. Meinungsaustausch über verschiedene Kunstrichtungen, angeregt durch die Präsentation von Abbildungen klassischer bis moderner Kunstwerke

15. Berühmte Gesichter: Portrait-Bilder früherer Berühmtheiten wurden verglichen und besprochen.

16. Wortergänzungen: Sprichwörter und «Berühmte Paare» waren zu ergänzen.

Literatur

Orell M, Spector A, Thorgrimsen L, Woods R (2005) A pilot study examining the effectiveness of maintenance cognitive stimulation therapy (CST) following CST for people with dementia. International Journal of Geriatric Psychiatry, 20, 446–451.

Andere Arten von Gruppenarbeit

Es gibt viele andere Formen der Gruppenarbeit für Menschen mit Demenz, die hilfreich sein können, um die Bandbreite ihrer Stimulierung und Erfahrungen zu erweitern: kreativtherapeutische Gruppen (etwa Kunst- und Musikgruppen), Gymnastikstunden, Erinnerungs- oder Reminiszenzgruppen, Aromatherapie, Handmassage usw.

Nützliche Quellen, um neue Ideen zu entwickeln

Hier finden Sie Ideen und Informationen über personzentrierte Betreuung und therapeutische Ansätze in der Demenzpflege:

Journal of Dementia Care

www.careinfo.org/dementiacare
Nützliche praxisorientierte Zeitschrift in englischer Sprache; bietet auch zahlreiche Publikationen und Konferenzen

Hawker Publications
Culvert House
Culvert Road
London SW11 5DH
Tel.: (0044) (0)20 7720 2108 Nebenanschluss 206

Signpost

www.signpostjournal.co.uk
Ebenfalls eine praxisorientierte Zeitschrift in englischer Sprache mit hilfreichen Artikeln und Rezensionen, Ankündigungen von Konferenzen und Fortbildungsveranstaltungen

Practice Development Unit (MHSOP)
Whitchurch Hospital
Park Road
Cardiff CF14 7BP
Tel.: (0044) (0)29 2033 6073

Alzheimer's Society
www.alzheimers.org.uk
Nützliche Website mit Publikationen, Lernmaterialien und Fortbildungskursen in englischer Sprache

Gordon House
10 Greencoat Place
London SW1P 1PH
Tel.: (0044) (0)20 7306 0606

Dementia Services Development Centres (DSDCs)
Links können auf der Website der DSDC Wales gefunden werden.

www.bangor.ac.uk/dsdc
Publikationen, Kurse, Training.

Ardudwy, University of Wales, Bangor
Holyhead Road
Bangor
Gwynedd LL57 2PX
Tel.: (0044) (0)1248 383719

Bradford Dementia Group
www.brad.ac.uk/health/bdg
Nützliche Publikationen in englischer Sprache über personzentrierte Betreuung und viele Ausbildungskurse und Fortbildungsveranstaltungen

Bradford Dementia Group
School of Health Studies
University of Bradford
25 Trinity Road
Bradford BD5 0BB
Tel.: (0044) (0)1274 235726

Cognitive Stimulation Therapy website
www.cstdementia.com
Diese englischsprachige Seite wurde von den Autorinnen und Autoren dieses Handbuchs entwickelt. Sie liefert Aktualisierungen unseres Ansatzes, Informationen über Fortbildungen und neu entwickelte Ressourcen, sobald sie in den Handel kommen.

Analoge Quellen in deutscher Sprache finden Sie im Anhang ab S. 87.

Häufig gestellte Fragen

Können wir für Menschen mit Demenz überhaupt etwas tun?

Es ist keine Seltenheit, dass beim Gedanken an Arbeit mit demenzkranken Menschen erst einmal Hoffnungslosigkeit überkommt. Schließlich können die Umstände, die zu einer Demenz führen, ernsthafte Konsequenzen haben, und viele mussten miterleben, wie Menschen mit Demenz im Laufe der Zeit eine Fähigkeit nach der anderen eingebüßt haben. Es gibt jedoch zahlreiche Hinweise, dass Menschen mit Demenz – unter bestimmten Voraussetzungen – lernen können, dass sie auf ihre Umgebung tatsächlich reagieren und dass Programme, wie das hier vorgestellte, ihre Lebensqualität wirklich verbessern. Wir mögen bislang nicht in der Lage sein, eine Demenz rückgängig zu machen, einige der Hauptprobleme Demenzkranker jedoch, die von fehlender Stimulierung, von Rückzug, Depression und Angstzuständen herrühren, können wir lindern. Für die betroffene Person und ihre Betreuerinnen und Betreuer kann dies tatsächlich etwas bewirken. Wir müssen auf kleine, subtile Veränderungen achten, die im Leben der Betroffenen so viel ausmachen.

Was tun, wenn ich es früher bereits mit Beschäftigungen versucht habe und sich niemand dafür zu interessieren scheint?

Wenn Sie mit Leuten arbeiten, die, aus welchem Grund auch immer, die Motivation verloren haben, kann es wirklich schwierig sein, ihnen das Mittun erneut schmackhaft zu machen. Mit folgenden Maßnahmen haben wir gute Erfahrungen gemacht: Beschreiben Sie im Vorfeld, was Sie vorhaben; erinnern Sie die Leute rechtzeitig daran, dass bald die Gruppenstunde stattfindet (bringen Sie an gut sichtbarer Stelle einen freundlichen Hinweis an); zeigen Sie ihnen das interessante Material, das sie einzusetzen gedenken; laden Sie die Gruppe in einen leicht zugänglichen Raum ein; und bieten Sie leckere Erfrischungen an! Manchmal empfiehlt es sich, bestimmte Personen zuvor schon mit den Materialien, die beim Treffen verwendet werden, vertraut zu machen.

Was tun, wenn alle durcheinander reden oder nicht zuhören?

Wir alle haben Schwierigkeiten, wenn wir in einer Gruppe mitwirken oder an einer Versammlung teilnehmen, in der alle gleichzeitig reden. Menschen mit Demenz jedoch sind von einer derartigen Situation meist schlicht überfordert. Die Hauptaufgabe der Gruppenleiterin oder des Gruppenleiters besteht darin, sicherzustellen, dass dies nicht passiert. Wichtig ist, dass die Gruppenleiterin oder der Gruppenleiter die Sitzordnung bestimmt und neben einer schwerhörigen oder ein wenig ängstlichen Person Platz nimmt. Herumzugehen und jede Person reihum nach ihrer Meinung zu fragen, ist eine gute Strategie, um zu gewährleisten, dass jeder und jede zu Wort kommt. Wenn sich die Diskussion verzettelt und gleichzeitig in verschiedene Richtungen geht, lenken Sie die Aufmerksamkeit der Leute behutsam zurück zum Thema – etwa indem Sie einen konkreten, handfesten Fokus anbieten. Manchmal ist es angezeigt, die Gruppe für ein paar Minuten zu teilen, jeder Kleingruppe eine Leiterin oder einen Leiter zuzuordnen und die zusammengefassten Meinungen anschließend der Gesamtgruppe zu berichten.

Müssen es jede Woche die gleichen Leute sein?

Eine «geschlossene» Gruppe, in der sich über 14 Sitzungen hinweg stets die gleichen Personen treffen, hat Vorteile. Die Leute lernen einander kennen und gewöhnen sich an den Ablauf der Treffen. Die Gruppenleiterin oder der Gruppenleiter lernt die Teilnehmenden kennen und kann Aktivitäten planen, die deren Interessen entsprechen. Natürlich werden nicht alle an jeder einzelnen Sitzung teilnehmen, weil Erkrankungen, auswärtige Termine usw. dazwischen kommen können. Ist eine Person jedoch einmal in die Gruppe aufgenommen, ist den Gruppenstunden Priorität einzuräumen, damit die Person auch maximal davon profitiert.

Und wenn die Leiterin oder der Leiter eine Sitzung verpasst?

Krankheit und andere zwingende Umstände können immer dazu führen, dass die Gruppenleitung wechseln muss, aber die Dienstpläne sollten so gestaltet sein, dass die Kontinuität der Gruppenleitung gewährleistet ist. In Abwesenheit der einen Gruppenleiterin kann die andere die Führung übernehmen, muss dann allerdings von einer Kollegin oder einem Kollegen unterstützt werden. Es ist nicht ratsam, ein Gruppentreffen allein leiten zu wollen, es sei denn die Gruppe ist sehr klein (drei oder weniger Teilnehmende).

Was tun, wenn jemand auf ein Thema verstört reagiert?

Die Ausführungen über Erinnerungsarbeit im Abschnitt «Schlüsselprinzipien» (s. S. 17) befassen sich mit solchen Situationen. Menschen mit Demenz reagieren hin und wieder verstört, wie alle anderen auch. Wer eine Gruppe leitet, hat die Aufgabe, die betroffene Person zu unterstützen (ihr beispielsweise Zeit zu lassen oder bei einer Tasse Tee ein ruhiges Gespräch anzubieten). Manchmal reagiert ein Mensch verstört, wenn er feststellt, dass er versagt bei einer Sache, die ihm bislang keinerlei Schwierigkeiten bereitet hat. Zwar sind die Tätigkeiten so angelegt, dass ein Versagen möglichst ausgeschlossen ist, dennoch kann jederzeit eine solche Situation eintreten. Auch hier ist die Unterstützung der Gruppenleitung gefragt, aber denken Sie bitte daran, dass es völlig in Ordnung ist, wenn Menschen mit Demenz in der Gruppenstunde Gefühle zeigen und, wenn sie es wünschen, über ihre Gefühle sprechen.

Was tun, wenn sich Leute sträuben oder keinen Spaß an den Treffen haben?

Denken Sie sorgfältig darüber nach, was dazu führt, dass manche Leute keinen Spaß an den Treffen haben. Ist das Niveau zu hoch für sie – ist ihnen die ganze Sache zu anstrengend? Oder im Gegenteil: zu anspruchslos? Vielleicht langweilen sie sich in der Gruppe, weil ihnen alles zu leicht fällt? Suchen Sie nach Möglichkeiten, die Sitzungen entsprechend anzupassen, damit sich auch diese Menschen wohl fühlen. Es kann auch sein, dass Spannungen auftreten zwischen einzelnen Teilnehmenden oder jemand andere Leute heftig kritisiert. Die Gruppenleitung muss sicherstellen, dass die Schwachen geschützt werden und Erfolgserlebnisse haben, die ihr Selbstwertgefühl stärken. Manchmal scheinen Leute nur widerwillig zu den Gruppentreffen zu kommen, sind am Ende aber doch mit Freude dabei. Es ist gut möglich, dass eine gewisse Trägheit überwunden werden muss, wenn jemand friedlich im bequemen Sessel im Aufenthaltsraum sitzt und aufgefordert wird, zu einer Gruppenstunde zu kommen, von der er oder sie noch nie gehört zu haben glaubt. Erst wenn die Person dann zusammen mit den anderen Teilnehmenden im Gruppenraum ist, steigen die warmen, positiven Erinnerungen wieder auf. Verweigert eine

Person jedoch die Teilnahme, obschon sie eingeladen und erinnert wurde, ist ihre Entscheidung selbstverständlich zu respektieren.

Was tun, wenn niemand singen möchte?

Finden Sie den Musikgeschmack der Leute heraus, bringen Sie dann ein Tonband oder eine CD mit der Lieblingsmusik mit in die Sitzung und ermuntern Sie die Gruppe, sich zur Musik zu bewegen oder die Melodie mit einfachen Schlaginstrumenten zu begleiten. Es wird nicht lange dauern, bis alle mitsingen – vorausgesetzt die Musikauswahl stimmt.

Was tun, wenn es an Material fehlt?

Improvisieren Sie! Das Programm ist keine strenge Vorgabe, sondern soll Anregung geben, eigene Ideen auslösen und Ihre Kreativität wecken. Viel Glück dabei!

Weiterführende Literatur (englisch)

Aguirre E, Spector A, Orrell M (2009). Cognitive Stimulation Therapy (CST): Past and future of an evidence based therapy. Signpost Journal of Dementia and Mental Health Care of Older People 13 1.

Aguirre E, Spector A, Hoe J, Russell IT, Knapp M, Woods RT, Orrell M (2010). Maintenance Cognitive Stimulation Therapy (CST) for dementia: A single-blind, multi-centre, randomized controlled trial of Maintenance CST vs. CST for dementia. Trials 11 46.

Aguirre E, Spector A, Hoe J, Streater A, Russell IT, Woods RT, Orrell M (2011). Development of an evidence-based extended programme of maintenance cognitive stimulation therapy (CST) for people with dementia. Non-pharmacological Therapies in Dementia Journal 1 (1) 61–70.

Aguirre E, Spector A, Streater A, Burnell K, Orrell M (2011). Service users' involvement in the development of a maintenance Cognitive Stimulation Therapy (CST) programme: A comparison of the views of people with dementia, staff and family carers. Dementia Journal 4 10.

Breuil V, De Rotrou J, Forette F, Tortrat D, Ganansia Ganem A, Frambourt A, Moulin F, Boller F (1994). Cognitive Stimulation of patients with dementia: Preliminary results. International Journal of Geriatric Psychiatry 9 (3) 211–217.

Clare L, Moniz-Cook E, Orrell M, Spector A, Woods B (2004). Cognitive rehabilitation and cognitive training for early-stage Alzheimer's disease and vascular dementia. In: The Cochrane Library. Chichester: Wiley.

Holden UP, Woods RT (1995). Positive approaches to dementia care (3rd edition). Churchill Livingstone, Edinburgh.

Knapp M, Thorgrimsen L, Patel A, Spector A, Hallam A, Woods B, Orrell M (2006). Cognitive Stimulation Therapy for people with dementia: Cost Effectiveness Analysis. British Journal of Psychiatry 188 574–580.

Medical Research Council (2008). A framework for development and evaluation of RCTs for complex interventions to improve health. London

National Institute of Clinical Excellence (2006). Clinical Guideline 42. In: Supporting people with dementia and their carers in health and social care. London: Department of Health.

Orrell M, Spector A, Thorgrimsen L, Woods R (2005). A pilot study examining the effectiveness of maintenance cognitive stimulation therapy (CST) following CST for people with dementia. Journal of Geriatric Psychiatry, 20, 446–451.

Small GW (2002). What we need to know about age related memory loss. British Medical Journal 324 1502–1505.

Spector A, Gardner C, Orrell M (2011). The impact of Cognitive Stimulation Therapy groups on people with dementia: views from participants, their carers and group facilitators. Aging & Mental Health 15, July 4.

Spector A, Thorgrimsen L, Woods B, Royan L, Davies S, Butterworth M, Orrell M (2003). Efficacy of an evidence-based cognitive stimulation therapy programme for people with dementia: randomised controlled trial. British Journal of Psychiatry, 183, 248–254.

Spector A, Orrell M, Davies S, Woods B (2001). Can Reality Orientation be rehabilitated? Developing and piloting of an evidence-based programme of cognition-based therapies for people with dementia. Neuropsychological Rehabilitation, 11, (3/4) 377–397.

Spector A, Davies S, Woods B, Orrell M (2000). Reality orientation for dementia: a systematic review of the evidence for its effectiveness. Gerontologist, 40, 206–212.

Spector A, Davies S, Woods B, Orrell M (1998). Reality orientation for dementia: a review of the evidence for its effectiveness. In: The Cochrane Library 4 Oxford Update Software.

Literatur in deutscher Sprache finden Sie im Anhang ab S. 87.

Anhang

Deutschsprachige Literatur, Adressen und Links zum Thema «Demenz»

Literatur (deutsch)

Auf Grundlage der Empfehlungen der Deutschen Alzheimer Gesellschaft e. V., ergänzt von Jürgen Georg, Elke Steudter, Gaby Burgermeister, Swantje Kubillus und Gerlinde Strunk-Richter. April 2012

Informationen über das Krankheitsbild und den Umgang mit Demenzkranken

Alzheimer Europe (Hrsg.) (2005): Handbuch der Betreuung und Pflege von Alzheimer-Patienten. 2., aktualisierte und erweiterte Auflage. Stuttgart: Thieme.

Bell V., Troxel D. (2007): Richtig helfen bei Demenz, Ein Ratgeber für Angehörige und Pflegende. 2. Aufl. München: Reinhardt Verlag.

Bowlby Sifton C. (2011): Das Demenz-Buch. Ein «Wegbegleiter» für Angehörige und Pflegende. 2. überarb. Aufl. Bern: Verlag Hans Huber.

Beyreuther K., Einhäupl K. M., Förstl H., Kurz A. (2002): Demenzen. Grundlagen und Klinik. Stuttgart: Thieme.

Böhme G. (2008): Förderung der kommunikativen Fähigkeiten bei Demenz. Bern: Verlag Hans Huber.

Bredenkamp R., Albota M., Beyreuther K., Bruder J., Kurz A., Langehennig M., Prümel-Philippsen U., Tillmann C., von der Damerau-Dambrowski V., Weller M., Weyerer S. (2008): Die Krankheit frühzeitig auffangen. Bern: Verlag Hans Huber. aus der Reihe: Gemeinsam für ein besseres Leben mit Demenz.

Bruhns A., Lakotta B., Pieper D. (Hrgs.) (2010): Demenz: Was wir darüber wissen, wie wir damit leben. München: Deutsche Verlags-Anstalt.

Bundesministerium für Gesundheit: Wenn das Gedächtnis nachlässt. Ratgeber für die häusliche Betreuung demenzkranker älterer Menschen.
Zu bestellen beim BMG, per: E-Mail: publikationen@bundesregierung.de
Telefon: 01805/77 80 90 (kostenpflichtig. 14 Ct/Min. aus dem dt. Festnetz, abweichende Preise aus den Mobilfunknetzen möglich)
Fax: 01805/77 80 94 (kostenpflichtig. 14 Ct/Min. aus dem dt. Festnetz, abweichende Preise aus den Mobilfunknetzen möglich)

Schriftlich: Publikationsversand der Bundesregierung
Postfach 48 10 09
18132 Rostock
oder als PDF zum Herunterladen auf http://www.bmg.bund.de.

Bundesministerium für Gesundheit (Hrsg.) (2007): Rahmenempfehlungen zum Umgang mit herausforderndem Verhalten bei Menschen mit Demenz. Berlin: Bundesministerium für Gesundheit.

Buijssen H. (2003): Demenz und Alzheimer verstehen – mit Betroffenen leben. Weinheim: Beltz.

Chapman A., Jackson G. A., McDonald C. (2004): Wenn Verhalten uns herausfordert. Stuttgart: Demenz Support.

de Klerk-Rubin V. (2009): Mit dementen Menschen richtig umgehen, Validation für Angehörige. 2. Aufl. München: Rheinhardt.

Fischer-Börold C., Zettl S. (2006): Demenz. NDR Visite – Die Gesundheitsbibliothek. Hannover: Schlütersche.

Förstl H. (Hrsg.) (2002): Lehrbuch der Gerontopsychiatrie und -psychotherapie. Stuttgart: Thieme.

Förstl H., Kleinschmidt C. (2009): Das Anti-Alzheimer-Buch. Ängste, Fakten, Präventionsmöglichkeiten. München: Kösel-Verlag.

Forstmeier S., Maercker A. (2008): Probleme des Alterns. Göttingen: Hogrefe.

Furtmayr-Schuh A. (2000): Die Alzheimer Krankheit – das große Vergessen. Stuttgart: Kreuz.

Gutzmann H., Zank S. (2004): Demenzielle Erkrankungen, medizinische und psychosoziale Interventionen. Stuttgart: Kohlhammer Urban.

Hallauer J. F.; Kurz A. (Hrsg.) (2002): Weißbuch Demenz. Stuttgart: Thieme.

Hauser U. (2009): Wenn die Vergesslichkeit noch nicht vergessen ist – zur Situation Demenzkranker im frühen Stadium. 2. Aufl. Köln: KDA.

Höhn M. (2004): Häusliche Pflege: … und sich selbst nicht vergessen. Was pflegende Angehörige wissen sollten. Köln: PapyRossa.

Kastner U., Löbach R. (2007): Handbuch Demenz. München: Elsevier.

Klessmann E. (2012): Wenn Eltern Kinder werden und doch die Eltern bleiben. 7. Aufl. Bern: Verlag Hans Huber.

Kompetenznetzwerk Demenzen e. V. (Hrsg.) (2009): Alzheimer und Demenzen verstehen. Der Ratgeber des Kompetenznetzes Demenzen. Diagnose, Behandlung, Alltag, Betreuung. Stuttgart: MVS Medizinverlage.

Krämer G. (2000): Alzheimer Krankheit. Antworten auf die häufigsten Fragen. Stuttgart: Trias.

Landesinitiative Demenz-Service NRW (Hrsg.) (2005): «Wie geht es Ihnen?» – Konzepte und Materialien zur Einschätzung des Wohlbefindens von Menschen mit Demenz. Köln: KDA.

Leuthe F. (2009): Richtig sprechen mit dementen Menschen. München: Reinhardt.

Mace N. L., Rabins P. V. (2012): Der 36-Stunden-Tag. Die Pflege des verwirrten älteren Menschen, speziell des Alzheimer-Kranken. 6. Aufl. Bern: Verlag Hans Huber.

Martin M., Schelling H. R. (Hrsg.) (2005): Demenz in Schlüsselbegriffen. Bern: Verlag Hans Huber.

Moniz-Cook E., Manthorpe J. (2010): Frühe Diagnose Demenz. Bern: Verlag Hans Huber.

Niemann-Mirmehdi M., Mahlberg R. (2003): Alzheimer – was tun, wenn die Krankheit beginnt? Stuttgart: Trias.

Perrar K. M., Sirsch E., Kutschke A. (2011): Gerontopsychiatrie für Pflegeberufe. 2. aktualisierte und erweiterte Auflage. Stuttgart: Thieme.

Piechotta G. (2008): Das Vergessen erleben. Lebensgeschichten von Menschen mit einer demenziellen Erkrankung. 1. Aufl. Frankfurt: Mabuse-Verlag.

Powell J. (2003): Hilfen zur Kommunikation bei Demenz. Köln: Kuratorium Deutsche Altershilfe. Tel. 0221 931 847 0, http://www.kda.de.

Powell J. (2002): Hilfen zur Kommunikation bei Demenz. 4. Aufl. Köln: KDA. [vergriffen]

Richter B., Richter R. W. (2004): Alzheimer in der Praxis. Bern: Verlag Hans Huber. Ärztlicher Ratgeber.

Riesner Ch. (2010): Menschen mit Demenz und ihre Familien. Das person-zentrierte Bedarfsassessment CarnapD: Hintergründe, Erfahrungen, Anwendungen. Hannover: Schlütersche. [Pflegebibliothek: Wittener Schriften]

Rösner M. (2007): Humor trotz(t) Demenz – Humor in der Altenpflege. Köln: KDA.

Schäfer U. (2004): Demenz – Gemeinsam den Alltag bewältigen, Ein Ratgeber für Angehörige und Pflegende. 1. Aufl. Göttingen: Hogrefe.

Schwarz G. (2009): Basiswissen: Umgang mit demenzkranken Menschen. 1. Aufl. Bonn: Psychiatrie-Verlag

Stechl E., Steinhagen-Thiessen E., Knüvener C. (2008): Demenz – mit dem Vergessen leben. Ein Ratgeber für Betroffene. 1. Aufl. Frankfurt: Mabuse-Verlag.

Steffen N. (2008): Lernstationen: Demenzielle Erkrankungen. Lernzirkel in der Pflegeausbildung. München: Elsevier.

Stiftung Warentest; Verbraucherzentrale Nordrhein-Westfalen (Hrsg.) (2009): Demenz – Hilfe für Angehörige und Betroffene. 2. Aufl. Berlin: Stiftung Warentest.

Tackenberg P., Abt-Zegelin A. (Hrsg.) (2004): Demenz und Pflege: Eine interdisziplinäre Betrachtung. Frankfurt a. M.: Mabuse Verlag.

Tönnies I. (2007): Abschied zu Lebzeiten. Wie Angehörige mit Demenzkranken leben. Bonn: Balance Buch- und Medien-Verlag.

Wächtler C. (Hrsg.) (2003): Demenzen – Frühzeitig erkennen, aktiv behandeln, Betroffene und Angehörige effektiv unterstützen. 2. Aufl. Stuttgart: Thieme.

Weidenfelder M. (2004): Mit dem Vergessen leben: Demenz, Verwirrte alte Menschen verstehen und einfühlsam begleiten. Stuttgart: Kreuz.

Whitehouse P. J., George D. (2009): Mythos Alzheimer. Bern: Verlag Hans Huber.

Wojnar J. (2007): Die Welt der Demenzkranken. Leben im Augenblick. 1. Aufl. Hannover: Vincentz-Verlag.

Pflege, Pflegekonzepte

Archibald C. (2007): Menschen im Krankenhaus. Ein Lern- und Arbeitsbuch für Pflegekräfte. Köln: Kuratorium Deutsche Altershilfe.

Barrick A. L. et al. (2011): Körperpflege ohne Kampf – Personenorientierte Pflege von Menschen mit Demenz. Bern: Verlag Hans Huber.

Böhm E. (2009): Verwirrt nicht die Verwirrten. Neue Ansätze geriatrischer Krankenpflege. 14. Aufl. Bonn: Psychiatrie Verlag.

Bölicke C., Mösle R., Romero B., Sauerbrey G., Schlichting R., Weritz-Hanf P., Zieschang Tania T. (2007): Ressourcen erhalten. Bern: Verlag Hans Huber.
aus der Reihe: Gemeinsam für ein besseres Leben mit Demenz.

Breuer P. (2009): Visuelle Kommunikation für Menschen mit Demenz. Bern: Verlag Hans Huber.

Brooker D. (2008): Person-zentriert pflegen – Das VIPS-Modell zur Pflege und Betreuung von Menschen mit Demenz. Bern: Verlag Hans Huber.

Buchholz T., Schürenberg A. (2008): Basale Stimulation in der Pflege alter Menschen. 3., überarb. und erw. Aufl. Bern: Verlag Hans Huber.

Chalfont G. (2010): Naturgestützte Therapie. Tier- und pflanzengestützte Therapie für Menschen mit einer Demenz planen, gestalten und ausführen. Bern: Verlag Hans Huber.

Chapman A., Jackson F. A., McDonald C. (2004): Wenn Verhalten uns herausfordert …: Ein Leitfaden für Pflegekräfte zum Umgang mit Menschen mit Demenz. Stuttgart: Demenz Support Stuttgart.

Falk J. (2004): Basiswissen Demenz. Lern- und Arbeitsbuch für berufliche Kompetenz und Versorgungsqualität. Weinheim: Juventa.

Feil N. (2007): Validation. 5. Aufl. München: Reinhardt-Verlag.

Fischer T. (2011): Schmerzeinschätzung bei Menschen mit schwerer Demenz. Bern: Verlag Hans Huber.

Gatterer G., Croy A. (2005): Leben mit Demenz. Heidelberg/Berlin: Springer.

Gauer J. (2009): Du hältst deine Hand über mir. Gottesdienste mit Demenzkranken. Düsseldorf: Patmos.

Grond E. (2009): Pflege Demenzkranker. 4. Aufl. Hannover: Schlütersche.

Gutensohn S. (2000): Endstation Alzheimer? Ein überzeugendes Konzept zur stationären Betreuung. Frankfurt: Mabuse.

Hammerla M. (2009): Der Alltag mit demenzerkrankten Menschen. Pflege in den verschiedenen Phasen der Erkrankung. München/Jena: Elsevier, Urban und Fischer.

Hegedusch E. und L. (2007): Tiergestützte Therapie bei Demenz. Hannover: Schlütersche.

Höwler E. (2008): Herausforderndes Verhalten bei Demenz. Stuttgart: Kohlhammer.

Innes A. (Hrsg.) (2004): Die Dementia Care Mapping Methode (DCM). Bern: Verlag Hans Huber. [vergriffen]

Jenkins D. (2006): Der beste Anzug. Hautpflege bei Menschen mit Demenz. Köln: KDA.

Kasten E., Utecht C., Waselewski M. (2004): Den Alltag demenzerkrankter Menschen neu gestalten. Hannover: Schlütersche.

Kitwood T. (2008): Demenz. Der person-zentrierte Ansatz im Umgang mit verwirrten Menschen. 5. Aufl. Bern: Verlag Hans Huber.

König J., Zemlin C. (2008): 100 Fehler im Umgang mit Menschen mit Demenz und was Sie dagegen tun können. Hannover: Schlütersche.

Kolb C. (2003): Nahrungsverweigerung bei Demenzkranken. PEG-Sonde – ja oder nein? Frankfurt: Mabuse Verlag.

Kostrzewa S. (2010): Palliative Pflege von Menschen mit Demenz. 2. Aufl. Bern: Verlag Hans Huber.

Kuhlmann A. (2005): Case Management für demenzkranke Menschen. Eine Betrachtung der gegenwärtigen praktischen Umsetzung. Münster: LIT-Verlag.

Kuhn D., Verity J. (2012): Die Kunst der Pflege von Menschen mit einer Demenz. Bern: Verlag Hans Huber.

Kuratorium Deutsche Altershilfe (2001): Qualitätshandbuch Leben mit Demenz. Köln: KDA.

Kuratorium Deutsche Altershilfe (2008): DazugeHÖREN. Türen öffnen zu hörgeschädigten Menschen mit Demenz. Köln: KDA.

Marshall M., Allan K. (2011): «Ich muss nach Hause» – Ruhelos umhergehende Menschen mit einer Demenz verstehen. Bern: Verlag Hans Huber.

Morton I. (2002): Die Würde wahren – Personzentrierte Ansätze in der Betreuung von Menschen mit Demenz. Stuttgart: Klett-Cotta.

Münch M., Schwermann M. (2007): Professionelles Schmerzassessment bei Menschen mit Demenz. Stuttgart: Kohlhammer.

Plemper B., Beck G., Freter H.-J., Gregor B., Gronemeyer R., Hafner I., Klie T., Pawletko K.-W., Rudolph J., Schnabel E., Steiner I., Trilling A., Wagner J. (2007): Gemeinsam betreuen. Bern: Verlag Hans Huber.
aus der Reihe: Gemeinsam für ein besseres Leben mit Demenz.

Richter B., Richter R. W. (2004): Alzheimer in der Praxis. Bern: Verlag Hans Huber.
Ärztlicher Ratgeber.

Robert Bosch Stiftung (Hrsg.) (2007): Gemeinsam für ein besseres Leben mit Demenz – Gesamtausgabe. Bern: Verlag Hans Huber.

Sachweh S. (2008): Spurenlesen im Sprachdschungel. Kommunikation und Verständigung mit demenzkranken Menschen. Bern: Verlag Hans Huber.

Schindler U. (Hrsg.) (2003): Die Pflege demenziell Erkrankter neu erleben. Mäeutik im Praxisalltag. Hannover: Vincentz.

Staack S. (2004): Milieutherapie, Ein Konzept zur Betreuung demenziell Erkrankter. Hannover: Vincentz.

Tackenberg P., Abt-Zegelin A. (2004): Demenz und Pflege. Eine interdisziplinäre Betrachtung. Frankfurt: Mabuse.

van der Kooij C. (2007): «Ein Lächeln im Vorübergehen». Erlebensorientierte Altenpflege mit Hilfe der Mäeutik. Bern: Verlag Hans Huber.

van der Kooij C. (2010): Das mäeutische Pflege- und Betreuungsmodell. Bern: Verlag Hans Huber.

Verbraucher-Zentrale Nordrhein-Westfalen e. V. (2003): Pflegende Angehörige – Balance zwischen Fürsorge und Entlastung. Düsseldorf: Verbraucher-Zentrale NRW.

Weissenberger-Leduc M. (2009): Palliativpflege bei Demenz. Ein Handbuch für die Praxis. Wien: Springer.

Wissmann P. et al. (2007): Demenzkranken begegnen. Bern: Verlag Hans Huber. aus der Reihe: Gemeinsam für ein besseres Leben mit Demenz.

Demenz und Zivilgesellschaft

Demenz Support Stuttgart (Hrsg.) (2010): «Ich spreche für mich selbst» – Menschen mit Demenz melden sich zu Wort. Frankfurt: Mabuse.

Taylor R. (2011): Der moralische Imperativ des Pflegens. Bern: Verlag Hans Huber.

Wissmann P., Gronemeyer R. (2008): Demenz und Zivilgesellschaft – Eine Streitschrift. Frankfurt: Mabuse.

Beschäftigung, Training, Erinnern

Bayerisches Staatsministerium für Arbeit und Sozialplanung, Familie und Frauen (2006): Musizieren mit dementen Menschen. Ratgeber für Angehörige und Pflegende. München: Reinhardt.

Becker J. (1999/2001): «Die Wegwerfwindel auf der Wäscheleine» und «Gell, heut geht's wieder auf die Rennbahn» – Die Handlungslogik dementer Menschen wahrnehmen und verstehen. afw-Arbeitshilfe Demenz I und II. Darmstadt: Arbeitszentrum für Fort- und Weiterbildung im Elisabethenstift. (Pädagogische Akademie Elisabethenstift gGmbH, Stiftstr. 14, 64287 Darmstadt, Tel. 06151 4095-100, E-Mail: pae@elisabethenstift.de, Internet: http://elisabethenstift.de).

Bell V., Troxel D., Tonya C., Hamon R. (2007): So bleiben Menschen mit Demenz aktiv. 17 Anregungen nach dem Best-Friends-Modell. München: Reinhardt.

Bendlage R., Nix A., Schützendorf E., Wölfel A. (2009): Gärten für Menschen mit Demenz und Alzheimer. Stuttgart: Ulmer.

Friese A. (2007): Sommerfrische. 28 Kurzaktivierungen im Sommer für Menschen mit Demenz. Hannover: Vincentz.

Friese A. (2008): Herbstvergnügen. 28 Kurzaktivierungen im Herbst für Menschen mit Demenz. Hannover: Vincentz.

Friese A. (2009): Frühlingsgefühle. 28 Kurzaktivierungen im Frühling für Menschen mit Demenz. Hannover: Vincentz.

Gatz S., Schäfer L. (2002): Themenorientierte Gruppenarbeit mit Demenzkranken. 24 aktivierende Stundenprogramme. Weinheim: Beltz.

Joppig W. (2004): Gedächtnistraining mit dementen Menschen. Troisdorf: Bildungsverlag Eins.

Kiefer B., Rudert B. (2007): Der therapeutische Tischbesuch, TTB – die wertschätzende Kurzzeitaktivierung. Hannover: Vincentz.

Kleindienst J., Rath B. (2011): Momente des Erinnerns. Auswahl: Vorlesebücher für die Altenpflege. Bd. 3 und 4. Berlin: Zeitgut.

Kuratorium Deutsche Altershilfe (Hrsg.) (2007): Tiere öffnen Welten. Leitlinien zum fachgerechten Einsatz von Hunden, Katzen und Kaninchen in der Altenhilfe. Köln: KDA.

Meier E., Teschauer W. (2009): Reise ins unbekannte Land. Bildgestaltung mit demenzkranken Menschen. Norderstedt: Books on Demand.

Midi-Music-Studio: Da klingt dein Herz. Senioren singen mit. CD und Textbuch. Zu beziehen über Midi-Music-Studio, Tel: 054 05-33 21, www.mm-studio.eu

Möllenhoff H., Weiß M., Heseker H. (2005): Muskeltraining für Senioren. Ein Trainingsprogramm zum Erhalt und zur Verbesserung der Mobilität mit CD Hamburg: Behr's Verlag.

Oswald W. D., Ackermann A. (2009): Kognitive Aktivierung mit SimA-P: Selbständig im Alter. Wien: Springer.

Radenbach J. (2009): Aktiv trotz Demenz. Handbuch für die Aktivierung und Betreuung von Demenzerkrankten. Hannover: Schlütersche.

Schmidt-Hackenberg U. (1996): Wahrnehmen und Motivieren. Die 10-Minuten-Aktivierung für die Begleitung Hochbetagter. Hannover: Vincentz.

Schmidt-Hackenberg U. (2003): Zuhören und Verstehen. Warum man im Januar Brezel aß und im Juli nicht zur Ruhe kam .... Hannover: Vincentz.

Schmidt-Hackenberg U. (2004): Anschauen und Erzählen, Gedankenspaziergänge mit demenziell Erkrankten. Hannover: Vincentz.

Strätling U. (2011): Als die Kaffeemühle streikte. Geschichten zum Vorlesen für demenzkranke Menschen. Köln: KDA, auch zu beziehen über: www.geschichtenfuerdemenzkranke.de.

Sulser R. (2010): Ausdrucksmalen für Menschen mit Demenz. 3. Aufl. Bern: Verlag Hans Huber.

Tageszentrum Wetzlar: Lieder-CDs und dazugehörige Liederbücher (Volkslieder, Schlager, Weihnachts- und Kirchenlieder etc. – instrumental und/oder mit Gesang. Zu beziehen über das Tageszentrum am Geiersberg, Geiersberg 15, 35578 Wetzlar, Tel. 06441 4 37 42; www.tageszentrum-am-geiersberg.de.

Wissmann P. (Hrsg.) (2004): Werkstatt Demenz. Hannover: Vincentz.

Reminiszenztherapie, Biografiearbeit, Erinnerungspflege

Enßle J. (2010): Demenz und Biografiearbeit. Hamburg: Diplomica-Verlag.

Fotokiste zur Biografiearbeit mit dementen Menschen. Box mit Begleitbuch «Leitfaden zur Biografiearbeit». Hannover: Vincentz 2003.

Höwler E. (2011): Biografie und Demenz. Stuttgart: Kohlhammer.

Lambrecht J. (2004): Jule. Geschichten, wie die heute alten Menschen ihre Kindheit erlebten Hannover: Vincentz.

Medebach D. (2011): Filmische Biographiearbeit im Bereich Demenz: Eine soziologische Studie über Interaktion, Medien, Biographie und Identität in der stationären Pflege. Berlin, Münster: Lit Verlag.

Oswald W. D., Ackermann A. (2009): Biographieorientierte Aktivierung mit SimA-P: Selbständig im Alter. Wien: Springer.

Rath B. (2010): Vorlesebücher für die Altenpflege: Momente des Erinnerns. Zeitzeugen erzählen von früher. Bd. 1 und 2. Berlin: Zeitgut.

Schweitzer P., Bruce E. (2010): Das Reminiszenz-Buch – Praxishandbuch zur Biografie- und Erinnerungsarbeit mit alten Menschen. Bern: Verlag Hans Huber.

Stuhlmann W. (2004): Demenz – wie man Bindung und Biographie einsetzt. München: Ernst Reinhardt.

Trilling A., Bruce E., Hodgson S., Schweitzer P. (2001): Erinnerungen pflegen. Unterstützung und Entlastung für pflegende und Menschen mit Demenz. Hannover: Vincentz.

Spiele

Damals. Memoryspiel zum Sich-Erinnern. Bad Rodach: Wehrfritz.

Wehrfritz GmbH, August-Grosch-Str. 28–38, 96476 Bad Rodach. Tel.: 09564 929-0; E-Mail: service@wehrfritz.de; Internet: http://www.wehrfritz.de

Wehrfritz GmbH, Businesscenter 271, AT–4000 Linz. Tel.: 0800 8809402, Fax: 0800 8809401; E-Mail: service@wehrfritz.at; www.wehrfritz.at

Fiedler P. (2004): Sonnenuhr. Hannover: Vincentz.

Fiedler P. (2005): Waldspaziergang. Hannover: Vincentz.
http://shop.altenpflege.vincentz.net

Fiedler P., Hohlmann U. (2006): «Vertellekes». Brettspiel. Hannover: Vincentz.
http://shop.altenpflege.vincentz.net

Fiedler P., Hohlmann U. (2010): «Vertellekes – das neue (Spiel). Ein Frage- und Antwortspiel für ältere Menschen. Hannover: Vincentz.
http://shop.altenpflege.vincentz.net

Fiedler P., Hohlmann Ub (2011): Ergänzungsset «Vertellekes – das neue (Spiel). 120 Ergänzungskarten zum Spiel. Hannover: Vincentz.
http://shop.altenpflege.vincentz.net

Sprichwortbox. 400 farbige Karten. Hannover: Vincentz.
http://shop.altenpflege.vincentz.net

1. 'Ne gute Figur

2. In voller Blüte

Beide Spiele wurden von der Firma HeiMap entwickelt. Die Dipl.-Gerontologin Heike Manger-Plum hat ihre Firma «HeiMap – sinnesstimulierende Beschäftigungsmaterialien für die Altenhilfe» 2010 gegründet und mit ihrem Team, die Spiele entwickelt und produziert. 2010/2011: Bezugsquelle: HeiMap. http://www.heimap.de/1,000000035564,8,1

Paillon M. (2008): Mit Sprache erinnern. Kommunikative Spiele mit dementen Menschen. München: Reinhardt.

Schmidt-Hackenberg U. (2004): Anschauen und Erzählen – Gedankenspaziergang. Kartensatz und Begleitheft. Hannover: Vincentz.

Yalniz Degilsiniz! – Du bist nicht allein! Erinnerungskarten mit türkischen Weisheiten für die Beschäftigung mit demenziell erkrankten türkischen Menschen. (Projekt Demenz & Migration).
Bezug: Arbeiterwohlfahrt Bezirk Westliches Westfalen e. V., Kronenstr. 63–69, 44139 Dortmund, Tel.: 0231/5483-0, E-Mail: info@awo-ww.de, Internet: http://www.awo-ww.de.

Ernährung

Bayerisches Staatsministerium für Arbeit und Sozialordnung, Familie und Frauen (2007): Ratgeber für die richtige Ernährung bei Demenz. 2. Aufl. München: Reinhardt.

Borker S. (2002): Nahrungsverweigerung in der Pflege. Bern: Verlag Hans Huber.

Crawley H. (2008): Essen und Trinken bei Demenz. Köln: Kuratorium Deutsche Altershilfe (Tel. 0221 931 847 0).

Deutsche Expertengruppe Dementenbetreuung e. V. (DED): Die Ernährung Demenzkranker in stationären Einrichtungen, 1. Aufl. 2005.
Deutsche Expertengruppe Dementenbetreuung e. V., c/o Alzheimer Gesellschaft Bochum, Universitätsstr. 77, 44789 Bochum; Tel.: 03221 105 6979
E-Mail: info@demenz-ded.de; Internet: http://www.demenz-ded.de/

Kolb Ch. (2003): Nahrungsverweigerung bei Demenzkranken. PEG-Sonde – ja oder nein? 3. Aufl. Frankfurt: Mabuse Verlag.

Menebröcker C., Rebbe J., Gross A. (2008): Kochen für Menschen mit Demenz. Norderstedt: Herstellung und Verlag: Books on Demand GmbH.

Rückert W. et al. (2007): Ernährung bei Demenz. Bern: Verlag Hans Huber.
aus der Reihe: Gemeinsam für ein besseres Leben mit Demenz.

Wohnen und Pflegeheim

Alzheimer-Gesellschaft Brandenburg e. V. (2009): Leben wie ich bin. Menschen mit Demenz in Wohngemeinschaften – selbst organisiert und begleitet. Ein Leitfaden und mehr, Potsdam.
Bestellung über Alzheimer-Gesellschaft Brandenburg, Tel: 0331 704 3747
E-Mail: denkert@alzheimer-brandenburg.de, www.alzheimer-brandenburg.de

Bär M. (2008): Demenzkranke Menschen im Pflegeheim besser begleiten. Arbeitshilfe für die Entwicklung und Umsetzung von Pflege- und Betreuungskonzepten. Herausgegeben vom Diakonischen Werk Württemberg. 2., aktualisierte Auflage. Hannover: Schlütersche.

Chalfont G. (2010): Naturgestützte Therapie. Tier- und pflanzengestützte Therapie für Menschen mit einer Demenz planen, gestalten und ausführen. Bern: Verlag Hans Huber.

Dettbarn-Reggentin J., Reggentin H., Risse T. (2009): Alternative Wohnformen für Menschen mit demenziellen, geistigen und körperlichen Einschränkungen. Konzepte, Finanzierung, Betreuung, Praxisbeispiele. Merching: Forum Gesundheitsmedien.

Dürrmann P. (Hrsg.) (2001): Besondere stationäre Dementenbetreuung I. Hannover: Vincentz.

Dürrmann P. (Hrsg.) (2005): Besondere stationäre Dementenbetreuung II. Konzepte, Kosten, Konsequenzen. Hannover: Vincentz.

Gutensohn S. (2000): Endstation Alzheimer? Ein überzeugendes Konzept zur stationären Betreuung. Frankfurt: Mabuse-Verlag.

Heeg S., Bäuerle K. (2004): Freiräume – Gärten für Menschen mit Demenz. Stuttgart: Demenz-Suppport Stuttgart.

Heeg S., Bäuerle K. (2008): Heimat für Menschen mit Demenz. Aktuelle Entwicklungen im Pflegeheimbau – Beispiele und Nutzungserfahrungen. Frankfurt: Mabuse-Verlag.

Held C., Ermini-Fünfschilling D. (2004): Das demenzgerechte Heim. Lebensraumgestaltung, Betreuung und Pflege für Menschen mit Alzheimerkrankheit. Basel: Karger.

Klie T. (Hrsg.) (2002): Wohngruppen für Menschen mit Demenz. Hannover: Vincentz.

Kuhn C., Radzey B. (2005): Demenzwohngruppen einführen. Ein Praxisleitfaden für die Konzeption, Planung und Umsetzung. Stuttgart: Demenz Support Stuttgart, Zentrum für Informationstransfer.

Kuratorium Deutsche Altershilfe (Hrsg.) (2009): Licht + Farbe: Wohnqualität für ältere Menschen.

Planer K. (2010): Haus- und Wohngemeinschaften – Neue Pflegekonzepte für innovative Versorgungsformen. Bern: Verlag Hans Huber.

Staack S. (2004): Milieutherapie. Ein Konzept zur Betreuung demenziell Erkrankter. Hannover: Vincentz.

Weyerer S., Schäufele M. (2006): Demenzkranke Menschen in Pflegeeinrichtungen. Stuttgart: Kohlhammer.

Winter P., Genrich R., Haß P. (2002): KDA-Hausgemeinschaften. Die 4. Generation des Altenpflegeheimbaus. Eine Dokumentation von 34 Projekten. = BMG Modellprojekte Bd. 9, 2001/2002. Köln: Kuratorium Deutsche Altershilfe.

Technische Unterstützung

Heeg S., Heusel C., Kühnle E., Külz S., von Lützau-Hohlbein H., Mollenkopf H., Oswald F., Pieper R., Rienhoff O., Schweizer R. (2007): Technische Unterstützung. Bern: Verlag Hans Huber. aus der Reihe: Gemeinsam für ein besseres Leben mit Demenz.

Beratung und Unterstützung für Angehörige (wissenschaftliche Beiträge)

Engel S. (2006): Alzheimer und Demenzen – Unterstützung für Angehörige. Die Beziehung erhalten mit dem neuen Konzept der einfühlsamen Kommunikation. Stuttgart: MVS Medizinverlage.

Hedtke-Becker A., Steiner-Hummel I., Wilkening K., Arnold K. (2000): Angehörige pflegebedürftiger alter Menschen – Experten im System häuslicher Pflege. Eine Arbeitsmappe. Frankfurt am Main: Deutscher Verein für Öffentliche und Private Fürsorge.

Franke L. (2006): Demenz in der Ehe. Über die verwirrende Gleichzeitigkeit von Ehe- und Pflegebeziehung. Frankfurt a. Main: Mabuse-Verlag.

George W., George U. (2003): Angehörigenintegration in der Pflege. München: Reinhardt.

Lipinska D. (2010): Menschen mit Demenz personzentriert beraten. Bern: Verlag Hans Huber.

Perrig-Chiello P., Höpflinger F. (2012): Pflegende Angehörige älterer Menschen. Bern: Verlag Hans Huber.

Wadenpohl S. (2008): Demenz und Partnerschaft. Freiburg i. Br.: Lambertus.

Wilz G., Adler C., Gunzelmann T. (2001): Gruppenarbeit mit Angehörigen von Demenzkranken. Leitfaden. Göttingen: Hogrefe.

Woods B., Keady J., Seddon D. (2009): Angehörigenintegration. Beziehungszentrierte Pflege und Betreuung von Menschen mit Demenz. Bern: Verlag Hans Huber.

Zeisel J. (2011): «Ich bin noch hier!» Bern: Verlag Hans Huber.

Erfahrungsberichte, Tagebücher und Prosa

Alzheimer-Gesellschaft Berlin, Christa Matter, Noel Matoff (Hrsg.). (2009). «Ich habe Fulsheimer». Angehörige und ihre Demenzkranken. 1. Aufl. Hamburg/München: Dölling und Galitz Verlag.

Andersson B. (2007): Am Ende des Gedächtnisses gibt es eine andere Art zu leben. München: Brunnen.

Anonymus (2007): Wohin mit Vater? Ein Sohn verzweifelt am Pflegesystem. Frankfurt a. Main: Fischer.

Basting A. D. (2012): Das Vergessen vergessen. Bern: Verlag Hans Huber.

Bayley J. (2002): Elegie für Iris. Taschenbuch zum Film. München: dtv.

Bernlef J. (2007): Bis es wieder hell ist. München: Nagel & Kimche.

Blasius C. (2002): Gestern war kein Tag. Bielefeld: Verlag Neues Literaturkontor.

Braam S. (2008): «Ich habe Alzheimer». Wie die Krankheit sich anfühlt. Weinheim: Beltz-Verlag.

Bryden C. (2011): Mein Tanz mit der Demenz – Trotzdem positiv Leben. Bern: Verlag Hans Huber.

Degnaes B. (2006): Ein Jahr wie tausend Tage. Ein Leben mit Alzheimer. Düsseldorf: Walter.

Forster M. (2006): Ich glaube, ich fahre in die Highlands. 10. Aufl. Frankfurt a. Main: Fischer.

Ganß M. (2009): Demenz-Kunst und Kunsttherapie. Künstlerisches Gestalten zwischen Genius und Defizit. Frankfurt: Mabuse.

Genova L. (2009): Mein Leben ohne gestern. Bergisch Gladbach: Bastei Luebbe.

Held W. (2000): Uns hat Gott vergessen. Tagebuch eines langen Abschieds. Bucha bei Jena: Quartus-Verlag.

Hummel K. (2009): Gute Nacht, Liebster. 3. Aufl. Bergisch Gladbach: Bastei Lübbe.

Jens T. (2009): Demenz. Abschied von meinem Vater. 3. Aufl. Gütersloh: Gütersloher Verlagshaus.

Klessmann E. (2012): Wenn Eltern Kinder werden und doch die Eltern bleiben. 7. Aufl. Bern: Verlag Hans Huber.

Lambert M. (2000): Mutter …. Aufarbeitung einer Beziehung. Toppenstedt: Schmitz.

Maurer K., Maurer U. (2009): Alzheimer und Kunst. Carolus Horn – Wie aus Wolken Spiegeleier werden. Frankfurt a. Main: Frankfurt University Press.

Offermans C. (2007): Warum ich meine demente Mutter belüge. München: Kunstmann.

Obermüller K. (Hrsg.) (2006): Es schneit in meinem Kopf. Erzählungen über Alzheimer und Demenz. München: Nagel & Kimche Verlag.

Rohra H. (2012): Aus dem Schatten treten. Warum ich mich für unsere Rechte als Demenzbetroffene einsetze. Frankfurt: Mabuse.

Schänzle-Geiger H., Dammann G. (2009): Alois und Auguste. Alzheimer und Demenz – Geschichten über das Vergessen. Frauenfeld: Huber.

Snyder L. (2011) Wie sich Alzheimer anfühlt. Bern: Verlag Hans Huber.

Suter M. (1999): Small World. Zürich: Diogenes.
Kriminalroman.

Taylor R. (2010): Alzheimer und Ich. – Leben mit Dr. Alzheimer im Kopf. 2. Aufl. Bern: Verlag Hans Huber.

Taylor R. (2011): Im Dunkeln würfeln. (Bild-Text-Band). Bern: Verlag Hans Huber.

Taylor R. (2011): Der moralische Imperativ des Pflegends. Bern: Verlag Hans Huber.

Veld E. (2000): Klein, still & weiß. Frankfurt: Fischer.

Vilsen L. (2000): Die versunkene Welt der Lucie B. – Das Leben mit meiner alzheimerkranken Frau. Stuttgart: Urachhaus Verlag.

Von Rotenhan E. (2009): Paradies im Niemandsland: Alzheimer. Eine literarische Annäherung. Stuttgart: Radius-Verlag.

Zander-Schneider G. (2006): Sind Sie meine Tochter? Leben mit meiner alzheimerkranken Mutter. Reinbek: Rowohlt.

Zimmermann C., Wissmann P. (2011): Auf dem Weg mit Alzheimer. Wie sich mit einer Demenz leben lässt. Frankfurt: Mabuse.

Bücher für Kinder und Jugendliche

Abeele van den V., Dubois C.K. (2007): Meine Oma hat Alzheimer. Gießen: Brunnen-Verlag. Ab 5 Jahre.

Alzheimer Europe (Hrsg.) (2007): Liebe Oma. Luxembourg: Alzheimer Europe. 3. Aufl. 7–12 Jahre; Deutsche Alzheimer Gesellschaft e. V.

Hula S. (2006): Oma kann sich nicht erinnern (ab 8 Jahre). Wien: Dachs-Verlag.

Körner-Armbruster A. M. (2009): Oma Lenes langer Abschied. Mötzingen: Sommer-wind-verlag. Ab 5 Jahre.

Kuijer G. (2007): Ein himmlischer Platz. Hamburg: Verlag Friedrich Oetinger.
Ab 10 Jahre.

Langston L., Gardiner L. (2004): Omas Apelkuchen. Kiel: Friedrich Wittig Verlag.
3–5 Jahre.

Messina L. (2005): Opa ist … Opa! Frankfurt: Kinderbuchverlag Wolff.
Ab 3 Jahre.

Mueller D. (2006): Herbst im Kopf. Meine Omi Anni hat Alzheimer. Wien: Annette Betz Verlag.
Ab 4 Jahre.

Musgrove M. (2010): Als Opa alles auf den Kopf stellte. Weinheim: Beltz & Gelberg.

Nilsson U., Erriksson E. (2008): Als Oma seltsam wurde. Bilderbuch. Frankfurt a.M.: Moritz-Verlag.

Park B. (2003): Skelly und Jake. Gütersloh: C. Bertelsmann Verlag.
10–16 Jahre.
van Kooij R. (2007): Nora aus dem Baumhaus. Wien: Jungbrunnen.
Vendel van de E. (2004): Was ich vergessen habe. Hamburg: Carlsen Verlag.
6–12 Jahre.
Vendel van de E., Godon I. (2006): Anna Maria Sofia und der kleine Wim. Hamburg: Carlsen Verlag.
Ab 4 Jahre.

Medizinische Fachliteratur

Beyreuther K. et al. (2002): Demenzen. Grundlagen und Klinik. Stuttgart: Thieme.
Förstl H. (Hrsg.) (2002): Lehrbuch der Gerontopsychiatrie und -psychotherapie. 2. Aufl. Stuttgart: Thieme.
Gutzmann H., Zank S. (2004): Demenzielle Erkrankungen, medizinische und psychosoziale Interventionen. Stuttgart: Kohlhammer.
Kastner U., Löbach I. (2007): Handbuch Demenz. München: Urban & Fischer.
Martin M., Schelling H. R. (Hrsg.) (2005): Demenz in Schlüsselbegriffen. Bern: Verlag Hans Huber.
Richter B., Richter R. W. (2004): Alzheimer in der Praxis. Bern: Verlag Hans Huber.

Recht und Pflegeversicherung

Bundesministerium für Justiz (Hrsg.) (2007): Betreuungsrecht mit ausführlichen Infos zur Vorsorgevollmacht, Broschürenversand der Bundesregierung. Tel.: 01805 / 77 80 90
Internet: http://www.bmj.de/SharedDocs/Downloads/DE/broschueren_fuer_warenkorb/DE/Das_Betreuungsrecht.pdf?__blob=publicationFile
Coeppicus R. (2009): Patientenverfügung, Sterbehilfe und Vorsorgevollmacht. Rechtssicherheit bei Ausstellung und Umsetzung – Mustertexte und Lexikon. Essen: Klartext.
Klie T. (2005). Pflegeversicherung. Einführung, Lexikon, Gesetzestexte, Nebengesetze, Materialien. 7. Aufl. Hannover: Vincentz.
Petzold Ch. et al. (2007): Ethik und Recht. Bern: Verlag Hans Huber.
aus der Reihe: Gemeinsam für ein besseres Leben mit Demenz.
Schriftenreihe der Bundesarbeitsgemeinschaft Selbsthilfe e. V.: Die Rechte behinderter Menschen und ihrer Angehörigen. 37. Aufl. 2010/11.
Bezugadresse: BAG Selbsthilfe e. V., Broschürenversand, Dieter Gast, Kirchfeldstr. 149, 40215 Düsseldorf, E-Mail: dieter.gast@bag-selbsthilfe.de, Tel. 0211 310060
Internet: www.bag-selbsthilfe.de > Veröffentlichungen > Literaturverzeichnis.
Verbraucherzentrale (2011): Pflegefall – was tun? Leistungen der Pflegeversicherungen und anderer Träger verständlich gemacht. 8. Auflage. www.vz-nrw.de.

Ferner stellt das Bundesministerium für Gesundheit kostenlos verschiedene Broschüren zur Verfügung:

1. Pflegen zu Hause. Ratgeber für die häusliche Pflege (2007)

2. Pflegeversicherung. Schutz für die ganze Familie (2006).

3. Ratgeber Pflege – Alles was Sie zur Pflege wissen müssen (2008)

4. Gut zu wissen – das Wichtigste zur Pflegereform 2008 (2008)

Zu bestellen beim BMG, per: E-Mail: publikationen@bundesregierung.de

Telefon: 018 05 77 80 90 (kostenpflichtig: 14 Ct/Min. aus dem dt. Festnetz, abweichende Preise aus den Mobilfunknetzen möglich)

Fax: 018 05 77 80 9490 (kostenpflichtig: 14 Ct/Min. aus dem dt. Festnetz, abweichende Preise aus den Mobilfunknetzen möglich)

Schriftlich: Publikationsversand der Bundesregierung
Postfach 48 10 09
18132 Rostock
oder als PDF zum Herunterladen auf http://www.bmg.bund.de.

Videos und DVDs

Apfelsinen in Omas Kleiderschrank. DVD inklusive Arbeitsblätter und Begleitheft mit methodisch-didaktischen Empfehlungen für die Umsetzung im Unterricht. Drei Filme, insgesamt 70 Minuten. Regie: Wilma Dirksen und Ralf Schnabel.

Demenzielles Verhalten verstehen, Abschied von den Spielregeln unserer Kultur (DVD) (2007). Hannover: Vincentz (Fortbildung, Schulung).

Der Tag, der in der Handtasche verschwand. Zu bestellen bei Marion Kainz, die den Film gedreht hat, Tel: 0179 502 40 88.

Der schleichende Verfall des Gehirns. Die Alzheimersche Krankheit (DVD) (2006). Hannover: Vincentz.

Erinnerungspflege mit demenziell Erkrankten. Hannover: Vincentz, 2002. DVD, 30 Minuten.

Eyre, R. (2003): Iris. Spielfilm. 87 min. Aus dem Englischen.

Integrative Validation nach Nicole Richard. Hannover: Vincentz, 1999. DVD, 30 Minuten.

Kuratorium Deutsche Altenhilfe (2010): DVD-Box «Demenz – Filmratgeber für Angehörige»; beinhaltet den Spielfilm «Eines Tages …», zwei weitere DVDs mit 12 Themenfilmen sowie eine CD-Rom mit Begleitmaterialien.

zu beziehen über:

KDA, Versand, An der Pauluskirche 3, 50677 Köln, Fax.: 0221/9318476,
E-Mail: versand@kda.de, http://www.kda.de/kdaShop/filme/5014/demenz.html

Medienprojekt Wuppertal e. V. Projektleitung: Andreas von Hören (2010): Vom Leben mit Demenz. Viele Abschiede. DVD. 140 Minuten plus 109 Minuten Bonus. Bezugsquelle: www.medienprojekt-wuppertal.de.

Mein Vater – Coming Home. Spielfilm (Regie: Andreas Kleinert; Darsteller: Klaus J. Behrendt; Götz George; Ulrike Krumbiegel). Euro Video 2006.
Emmy-Gewinner 2003.

Österreichisches Institut für Validation: Zurück zu einem unbekannten Anfang – Leben mit Alzheimerkranken. Dokumentarfilme und Fortbildungseinheiten (DVD). Bestellung über Filmcasino & polyfilm BetriebsGmbH, Margaretenstrasse 78, A-1050 Wien, Informationen: http://www.leben-mit-alzheimerkranken.at

Polley S. (2006): An ihrer Seite. Spielfilm. 110 min. Aus dem Englischen.

Rosentreter S.: Ilses weite Weit: Filme für Menschen mit Demenz.
– Ein Tag im Tierpark (2010)
– Musik – gemeinsam singen! (2011)
Beide DVDs sind auch mit Begleitbuch, Fotokarten und Haptik-Set erhältlich. Bezugsquelle: www.ilsesweitewelt.de.

Ulmer E.-M. (2005): Interaktionen mit dementen Menschen. Hannover: Schlütersche. (DVD) Fortbildung, Schulung.

Weck R. (Hrsg.) (2007): Einfach Alltag. Personenzentrierte Pflege in der Praxis. Stuttgart: Demenz Support Stuttgart. (DVD)
Dokumentarfilm

X1. Dieser Film wurde unter der Projektleitung des LVR Zentrums für Medien und Bildung von Ester.Reglin.Film produziert und vom Land Nordrhein-Westfalen und den Landesverbänden der Pflegekassen in NRW finanziert.

10-Minuten-Aktivierung bei Verwirrten. Aufbruch in die Vergangenheit. Hannover: Vincentz. Zwei VHS-Kassetten, 92 Minuten.

Veröffentlichungen der Deutschen Alzheimer Gesellschaft e.V.

Selbsthilfe Demenz

Schriftenreihe

Band 1: Leitfaden zur Pflegeversicherung. Antragstellung, Begutachtung, Widerspruchsverfahren, Leistungen. 11. aktualisierte Auflage 2009.

Band 2: Ratgeber in rechtlichen und finanziellen Fragen für Angehörige von Demenzkranken, ehrenamtliche und professionelle Helfer. 5. aktualisierte Auflage 2008.

Band 3: Stationäre Versorgung von Demenzkranken. Leitfaden für den Umgang mit demenzkranken Menschen. 6. aktualisierte Auflage 2008, Band 5: Ratgeber Häusliche Versorgung Demenzkranker. 3. überarbeitete Auflage 2010.

Tagungsreihe der Deutschen Alzheimer Gesellschaft

Band 3: Demenz und Pflegebedürftigkeit. 1. Aufl. 2001.

Band 4: Gemeinsam handeln, Referate auf dem 3. Kongress der Deutschen Alzheimer Gesellschaft, Friedrichshafen, 1. Aufl. 2003.

Band 6: «Demenz – eine Herausforderung für das 21. Jahrhundert. 100 Jahre Alzheimer-Krankheit», Referate auf dem 22. Internationalen Kongress von Alzheimer's Disease International (12.–14.10.2006, Berlin), als CD-ROM.

Band 7: «Aktiv für Demenzkranke», Referate auf dem 5. Kongress der Deutschen Alzheimer Gesellschaft (9.–11.10.2008, Erfurt), inkl. CD-ROM.

Praxisreihe der Deutschen Alzheimer Gesellschaft

Band 1: Betreuungsgruppen für Demenzkranke. Informationen und Tipps zum Aufbau. 4. aktualisierte Auflage 2009.

Band 2: Alzheimer- Was kann ich tun? Erste Hilfe für Betroffene. 11. Aufl. 2010.

Band 3: Mit Musik Demenzkranke begleiten. Informationen und Tipps. 3. Aufl. 2009.

Band 4: Helferinnen in der häuslichen Betreuung von Demenzkranken. Aufbau und Arbeit von Helferinnenkreisen. 4. Aufl. 2009.

Band 5: Leben mit Demenzkranken. Hilfen für schwierige Verhaltensweisen und Situationen im Alltag. 4. Aufl. 2007.

Band 6: Ernährung in der häuslichen Pflege Demenzkranker. 7. Aufl. 2008.

Band 7: Gruppen für Angehörige von Demenzkranken. 1. Aufl. 2005.

Band 8: Inkontinenz in der häuslichen Versorgung Demenzkranker. Informationen und Tipps bei Blasen- und Darmschwäche. 2. Aufl. 2006.

Band 9: Prävention, Therapie und Rehabilitation für Demenzkranke. 1. Aufl. 2009.

Band 10: Frontotemporale Demenz. Krankheitsbild, Rechtsfragen, Hilfen für Angehörige, 1. Aufl. 2009.

Band 11: Wenn die Großmutter demenzkrank ist. Hilfen für Eltern und Kinder. 1. Aufl. 2010.

CD-ROMs und DVDs

Allein leben mit Demenz. Herausforderung für Kommunen – Handbuch zum Projekt. Schulungsmaterialien, Interviews und kurze Filme. DVD, 1. Aufl. 2010.

Deutsche Alzheimer Gesellschaft e. V. «Hilfe beim Helfen». Schulungsreihe für Angehörige von Alzheimer- und anderen Demenzkranken. CD-ROM, 3. aktualisierte Auflage 2008.
Das interaktive modulare Seminarprogramm wendet sich an pflegende Angehörige.

Demenz interaktiv. Informationen und Übungen für Angehörige und Betroffene. CD-ROM, 2. Aufl. 2009.

Leben mit FTD. Dreiteiliger Dokumentarfilm über frontotemporale Demenz der Deutschen Alzheimer Gesellschaft, 2010. Bezugsquelle: www.deutsche-alzheimer.de.

Sonstige Veröffentlichungen

Das Wichtigste über die Alzheimer-Krankheit und andere Demenzformen. Ein kompakter Ratgeber. 17. aktualisierte Auflage 2010.

Das Buch der Erinnerungen. Buch mit Beiträgen verschiedener Prominenter zur Unterstützung der Arbeit der DAlzG.

Fotoband «Blaue und graue Tage», Portraits von Demenzkranken und ihren Angehörigen, 1. Aufl. 2006.

Liebe Oma. Kinderbuch. 3. Aufl. 2007.

Pflege und Betreuung von Menschen mit Demenz am Lebensende. Hrsg.: Alzheimer Europe, Deutsche Alzheimer Gesellschaft, Schweizerische Alzheimervereinigung, 1. Aufl., November 2009.

Vergesst die Demenzkranken nicht! Forderungen der Deutschen Alzheimer Gesellschaft e. V., 3. Aufl. 2010.

Zeitschrift Alzheimer Info – Vierteljährlich erscheinende Mitgliederzeitschrift

Zu bestellen bei: Deutsche Alzheimer Gesellschaft e. V. Selbsthilfe Demenz,
Friedrichstraße 236, 10969 Berlin
Tel. 030 – 259 37 95-0, Fax 030 259 37 95-29
http://www.deutsche-alzheimer.de

Links

Im Internet gibt es inzwischen eine Vielzahl von interessanten Websites mit Informationen über Demenz bzw. die Alzheimer-Erkrankung. Im Folgenden wird lediglich eine Auswahl der verschiedenen Seiten vorgestellt und näher beschrieben. Der Verlag übernimmt keine Verantwortung für die Aktualität der Inhalte bzw. mögliche Links der Internetseiten. Stand der Informationen Oktober 2009.

http://www.aktion-demenz.de
Seite des Vereins Aktion Demenz e. V. Der Verein möchte das bürgerschaftliche Engagement wecken und fördern und wendet sich nicht nur an Fachpublikum.

http://www.alois.de
firmengebundenes Informationsportal zur Alzheimer Krankheit des Alzheimer Online Informationsservice.

http://www.alz.ch
Die Seite der schweizerischen Alzheimervereinigung informiert über aktuelle Themen rund um die Krankheit. Der Schwerpunkt der Vereinigung liegt auf der Beratung von Betroffenen und ihren Angehörigen. Die Vereinigung unterhält ein sogenanntes Alzheimer-Telefon.

http://www.alzheimerforum.de
Seite der Angehörigen Initiative e. V. mit wichtigen Informationen zur Krankheit mit Schwerpunkt auf der Unterstützung der Angehörigen. Aktuelles auch zu den Themen Recht, Pflegeversicherung, Behandlungsansätze und Hilfsmittel. Möglichkeit der telefonischen Beratung. Bietet umfassende Adressenliste auch über Angehörigengruppen in Österreich.

http://www.alzheimerforum.ch
Alzheimer Forum Schweiz.

http://www.alzheimer-forschung.de
Alzheimer Forschung Initiative e. V.

http://www.alzheimer-gesellschaft.at
Seite der österreichischen Alzheimer Gesellschaft mit Schwerpunkt auf Wissenschaft und Forschung.

http://www.alzheimer-net.ch
eine firmengebundene Schweizer Info-Plattform (deutsch/französisch)

http://www.alzheimer-selbsthilfe.at
Seite des Alzheimer Angehörigen Austria Vereins mit nützlichen Informationen zu vielen Themen der Krankheit für Betroffene und Angehörige.

http://www.dcm-deutschland.de
Offizielle deutsche Seite des DCM-Verfahrens unter der Trägerschaft der Privaten Universität Witten/Herdecke mit Informationen über Aus- und Fortbildung für Pflegende und andere Angehörige des Gesundheitswesens.

http://www.demenz-service-nrw.de
Seite der Landesinitiative Demenz-Service Nordrhein-Westfalen. Dies ist eine gemeinsame Plattform einer Vielzahl von Akteuren, in deren Zentrum die Verbesserung der häuslichen Situation von Menschen mit Demenz und die Unterstützung ihrer Angehörigen stehen. Die Seite bietet vielfältige Informationen.

http://www.demenz-support.de
Zentrum für Informationstransfer zum Thema Demenz. Herausgeber der Zeitschrift «Demenz», ein Gesellschaftsjournal, in dem das Thema Demenz aus einer zivilgesellschaftlichen, übergreifenden Perspektive beleuchtet wird. Sie richtet sich an pflegende Angehörige, an Alzheimer-Betroffene, an bürgerschaftlich engagierte Menschen, an Vertreter der Kommunen, der Kirche, der Kultur und vieler anderer gesellschaftlicher Bereiche.

http://www.deutsche-alzheimer.de
Seite der deutschen Alzheimer Gesellschaft mit Hilfen für Betroffene und ihre Angehörigen. Sie bietet den Service der Online-Beratung, die Möglichkeit, Informationsblätter, Materialien und Broschüren herunterzuladen bzw. zu bestellen. Darüber hinaus bietet sie eine umfassende Adressenliste von allen

regionalen Alzheimer Gesellschaften, Beratungsstellen und Angehörigengruppen in Deutschland.

http://www.dgn.org
Deutsche Gesellschaft für Neurologie.

http://www.dgpalliativmedizin.de
Die Deutsche Gesellschaft für Palliativmedizin befasst sich unter anderem auch mit der Palliativbetreuung fortgeschritten demenziell Erkrankter (s. «DPG Arbeitsgruppen, Palliativmedizin Nichttumorpatienten»).

http://www.evidence.de/Leitlinien/leitlinien-intern/index.html
Evidenzbasierte medizinische Leitlinie (Experten, Fachleute im Gesundheitswesen).

http://www.kda.de
Seite des Kuratoriums Deutsche Altershilfe mit vielen nützlichen Informationen zur Pflege und Betreuung von alten Menschen und hilfreichen Informationen zu aktuellen Veröffentlichungen zum Thema Demenz.

http://www.kosch.ch
Website zur Koordination und Förderung von Selbsthilfegruppen in der Schweiz.

http://www.hospiz.net
Die Seite des Deutschen Hospiz- und Palliativverbandes (DHPV) beschäftigt sich unter anderem auch mit der hospizlichen Begleitung von Menschen mit Demenz in fortgeschrittenen Stadien bzw. in der Sterbephase.

http://www.oegn.at
Österreichische Gesellschaft für Neurologie.

http://www.patientenleitlinien.de
Internetseite mit gut verständlichen medizinischen Informationen für Patienten.

http://www.pflegen-demenz.de
Erste deutschsprachige Fachzeitschrift für die professionelle Pflege von Personen mit Demenz mit Beiträgen, deren Schwerpunkte auf der praktischen

Umsetzung und Verbesserung im Alltag von Menschen mit Demenz und ihren Pflege- und Betreuungspersonen liegen.

http://www.wegweiser-demenz.de
Internetportal des Bundesministeriums für Familien, Senioren, Frau und Jugend (BMFSFJ) mit vielen Informationen zum Thema Demenz.

http://www.wg-qualitaet.de
vom Bundesministerium für Familie, Senioren, Frauen und Jugend gefördertes Modellprojekt zur Qualitätssicherung in ambulant betreuten Wohngemeinschaften für Menschen mit Demenz.

http://www.zfg.uzh.ch
Zentrum für Gerontologie; interdisziplinäres und interfakultäres Kompetenzzentrum der Universität Zürich; auch psychologische Beratung zum Altern.

Adressen

Deutschland

Alzheimer-Ethik e. V.
Nassauerstrasse 31
59065 Hamm
Tel.: 02381 972 28 84
E-Mail: anfrage@alz-eth.de
Internet: http://www.alzheimer-ethik.de
http://www.alzheimer-alternativ-therapie.de

Alzheimer Forschung Initiative e. V.
Kreuzstr. 34
40210 Düsseldorf
Postadresse: Postfach 20 01 29, 40099 Düsseldorf
Tel.: 0211 862 066-0; Service-Tel.: 0800 200 400 1 (gebührenfrei)
Fax: 0211 862 066-11
E-Mail: info@alzheimer-forschung.de
Internet: http://www.alzheimer-forschung.de

BAGA Bundesarbeitsgemeinschaft
für Alten- und Angehörigenberatung e. V.
Lisa Berk
Berliner Platz 8
97080 Würzburg
Tel.: 0931 28 43 57
E-Mail: info@baga.de
http://www.baga.de

BAG SELBSTHILFE e. V.
Bundesarbeitsgemeinschaft SELBSTHILFE von Menschen mit Behinderung und chronischer Erkrankung und ihren Angehörigen e. V.
Kirchfeldstr. 149
40215 Düsseldorf
Tel.: 0211 310 06-0
Fax: 0211 310 06-48
E-Mail: info@bag-selbsthilfe.de
Internet: http://www.bag-selbsthilfe.de

Bundesarbeitsgemeinschaft der Freien Wohlfahrtspflege (BAGFW) e. V.
Oranienburger Straße 13–14
10178 Berlin
Tel.: 030 240 89-0
Fax: 030 240 89-134
E-Mail: info@bag-wohlfahrt.de
Internet: http://www.bagfw.de

Bundesministerium für Familie, Senioren, Frauen und Jugend
11018 Berlin
Tel.: 0 01 80 190 705 0 (Montag bis Donnerstag: von 9.00–18.00 Uhr)
(Anrufe aus dem Festnetz: 9–18 Uhr 3,9 Cent pro angefangene Minute)
Tel: 030 185 55-0 (Zentrale)
Fax: 030 185 554 400
E-Mail: Kontaktformular
http://www.bmfsfj.de (dann weiter zu → Ältere Menschen → Demenz)

Bundesministerium für Gesundheit (BMG)
Erster Dienstsitz: Rochusstr. 1, 53123 Bonn
Zweiter Dienstsitz: Friedrichstraße 108, 10117 Berlin (Mitte)
Telefon: 030 18441-0 (bundesweiter Ortstarif)
Fax: 030 18441-4900
E-Mail: info@bmg.bund.de oder Kontaktformular
http://www.bmg.de (dann weiter zu → Pflege → Demenz)

Demenz Support Stuttgart – Zentrum für Informationstransfer
Hölderlinstr. 4
70174 Stuttgart
Tel.: 0711 997 87 10
Fax: 0711 997 87 29
E-Mail: info@demenz-support.de
Internet: http://www.demenz-support.de

Demenz – Das Magazin
Vincentz Network GmbH
Postfach 6247
30062 Hannover
Internet: http://www.altenpflege.vincentz.net/zeitschriften/demenz/

Deta-Med
Karl-Marx-Str. 188 (Ärztehaus)
12043 Berlin
Tel.: 030 689 89 970
Fax: 030 89 979689457
E-Mail: info@deta-med.com

Demenz Support Stuttgart – Zentrum für Informationstransfer
Hölderlinstr. 4
70174 Stuttgart
Tel.: 0711 997 87 10
Fax: 0711 997 87 29
E-Mail: info@demenz-support.de
Internet: http://www.demenz-support.de

Deutsche Alzheimer Gesellschaft e. V.
Friedrichstr. 236
10969 Berlin
Tel.: 030 259 37 95 0
Fax: 030 259 37 95 29
E-Mail: info@deutsche-alzheimer.de
Internet: http://www.deutsche-alzheimer.de/
Mit ausführlichen Informationen zu allen regionalen Beratungsstellen in Deutschland.

Deutsche Arbeitsgemeinschaft Selbsthilfegruppen e. V.
Kontaktstelle für Selbsthilfegruppen Gießen
Friedrichstr. 28
35392 Gießen
Tel.: 0641 994 56 12
Fax: 0641 994 56 19
E-Mail: dagshg@gmx.de
Internet: www.dag-shg.de

Deutsche Expertengruppe Dementenbetreuung e. V.
Herr Martin Hamborg
Haberkamp 3
22399 Hamburg
Tel.: 03221 105 69 79
Fax: 040 2787 1381
E-Mail: info@demenz-ded.de
http://www.demenz-ded.de

Deutsche Gesellschaft für Gerontologie und Geriatrie (DGGG) e. V.
Geschäftsstelle
Seumestr. 8
10245 Berlin
Tel. 030 52137271
Fax: 030 52137272
E-Mail: gs@dggg-onli.de
http://www.dggg-online.de

Deutsche Gesellschaft für Neurologie e. V. (DGN)
Geschäftsstelle
Reinhardtstr. 14
10117 Berlin
Tel.: 030 531 437 93-0
Fax: 030 531 437 93-9
E-Mail: info@dgn.org
Internet: http://www.dgn.org

Deutsche Gesellschaft für Gerontopsychiatrie und -psychotherapie e. V. (DGGPP)
Geschäftsstelle
Postfach 1366

51675 Wiehl
Tel.: 02262 797 683
Fax: 02262 999 99 16
E-Mail: GS@dggpp.de
Internet: http://www.dggpp.de/

Deutsche Gesellschaft für Psychiatrie, Psychotherapie und Nervenheilkunde (DGPPN)
Hauptgeschäftsstelle:
Reinhardtstr. 14
10117 Berlin
Tel.: 030 240 477 20
Fax: 030 240 477 229
E-Mail: sekretariat@dgppn.de
Internet: http://www.dgppn.de

Deutsche Seniorenliga e. V.
Heilsbachstr. 32
53123 Bonn
Tel.: 0228 367 93 0
Fax: 0228 367 93 90
E-Mail: info@deutsche-seniorenliga.de
Internet: http://www.deutsche-seniorenliga.de

Deutsches Grünes Kreuz e. V.
Im Kilian
Schuhmarkt 4
35037 Marburg
Tel.: 064 21 29 30
Fax: 064 21 229-10
E-Mail: dgk@kilian.de
Internet: http://www.dgk.de

Deutsches Zentrum für Altersfragen (DZA)
Manfred-von-Richthofenstr. 2
12101 Berlin-Tempelhof
Tel.: 030 260740 0
Fax: 030 7854350
E-Mail: Kontaktformular auf der Homepage («Kontakt»)
Internet: http://www.dza.de

Dialog- und Transferzentrum Demenz (DZD)
an der Universität Witten/Herdecke
Universität Witten/Herdecke
Stockumer Straße 10
58453 Witten
Sekretariat: Claudia Kuhr
Tel.: 02302 926-306
Fax: 02302 926-310
E-Mail: Claudia.Kuhr@uni-wh.de oder Kontaktformular auf der Homepage («E-Mail»)
Internet: http://www.uni-wh.de/gesundheit/pflegewissenschaft/institute-und-einrichtungen/dialogzentrum-demenz-dzd/

Forum gemeinschaftliches Wohnen e. V.
Bundesvereinigung
Haus der Region, Hildesheimer Str. 20
30169 Hannover
Tel.: 0511 475 3253
Fax: 0511 475 3530
E-Mail: info@fgwa.de
Internet: http://www.fgwa.de

Hirnliga e. V.
Geschäftsstelle
Postfach 1366
51657 Wiehl
Tel.: 02262 999 99 17 (montags bis freitags von 8.30 bis 12.30 Uhr)
E-Mail: buero@hirnliga.de
Internet: http://www.hirnliga.de

IdeM
Informationszentrum für dementiell und psychisch erkrankte sowie geistig behinderte MigrantInnen und ihre Angehörigen
Frau Derya Wrobel
Rubensstr. 84
12157 Berlin
Tel.: 030 856 296 57
Fax: 030 856 296 58
E-Mail: derya.wrobel@vdk.de
Internet: http://www.idem-berlin.de

Allgemeine Sprechzeiten: dienstags 9.00–12.00 Uhr
donnerstags 13.00–15.00 Uhr
Muttersprachliche Sprechzeiten: Jeweils in der ersten Woche des Monats
Türkisch: montags von 9.00–12.00 Uhr
Arabisch: montags von 15.00–18.00 Uhr
Polnisch: dienstags von 15.00–18.00 Uhr
Serbisch-Kroatisch: mittwochs von 15.00–18.00 Uhr

Kompetenznetz Demenzen e. V.
Sprecher Prof. Dr. med. Wolfgang Maier
Zentralinstitut für Seelische Gesundheit
J5
68159 Mannheim
Beratung und Hilfe s. Deutsche Alzheimer Gesellschaft
Internet: http://www.kompetenznetz-demenzen.de

Kuratorium Deutsche Altershilfe (KDA)
Wilhelmine-Lübke-Stiftung e. V.
An der Pauluskirche 3
50677 Köln
Tel.: 0221 931 847 0
Internet: http://www.kda.de

Selbsthilfewegweiser für Bremen und Nordniedersachsen
Angehörigengruppe für Alzheimererkrankte
Faulenstr. 31
28195 Bremen
Tel.: 0421 4988634 und 0421 704581
Fax: 0421 707472
E-Mail: info@netzwerk-selbsthilfe.com
Internet: http://www.netzwerk-selbsthilfe.de

Österreich

Alzheimer-Selbsthilfe.at
Obere Augartenstr. 26–28
1020 Wien
Tel./Fax: 01 332 51 66
Internet: http://www.alzheimer-selbsthilfe.at

Schweiz

Alzheimer – Schweizerische Alzheimervereinigung
Rue des Pêcheurs 8 E
1400 Yverdon-les-Bains
Tel.: 024 426 20 00
Alzheimer-Telefon: 024 426 06 06, bedient von Montag bis Freitag, jeweils von 8–12 und von 14–17 Uhr.
E-Mail: info@alz.ch
Internet: http://www.alz.ch

Alzheimer Forum Schweiz
Postfach 7832
3001 Bern
E-Mail: info@alzheimerforum.ch
Internet: http://www.alzheimerforum.ch

Schrittweise …
Palliative Betreuung in Ihrer Nähe
Mühlegasse 33
8001 Zürich
Tel.: 044 463 13 10
Fax: 044 463 18 86
E-Mail: kontakt@schrittweise.ch

Offene Kirche – in der Heiliggeistkirche
Postfach 1040
3000 Bern 23
Jeweils Dienstag, 16.30–18.30 Uhr: Persönliche Kurzberatung durch die Alzheimervereinigung Bern. Keine Voranmeldung nötig
Tel.: 031 370 71 14
Fax: 031 370 71 91
E-Mail: info@offene-kirche.ch
Internet: www.offene-kirche.ch

Bezugsquellen für Materialien

Für einzelne Aktivierungen benötigtes Material (Instrumente, Geräte, Bastelutensilien, aber auch Puppen, Spiele etc.) findet man in einschlägigen Fachgeschäften (z. B. Sanitätshäuser, Schreibwarengeschäfte, Spielwarengeschäfte). Vieles wird auch online vertrieben. Nachfolgend eine kleine Auswahl von Bezugsadressen, die neben dem örtlichen Geschäft auch über einen Online-Shop verfügen:

Deutschland

Gehrmeyer Orthopädie- und Rehatechnik GmbH
Averdiekstr. 1
49078 Osnabrück
Tel.: 0541 94545-00
E-Mail: info@gehrmeyer.de
Internet: www.gehrmeyer-spielewelt.de
Materialien, Instrumente, Spielgeräte, Spielsachen, Puppen für jedes Alter
Sehr gut strukturierte, übersichtliche Internet-Seite, große Auswahl

Boutique Karthaus
Werkstätten Karthaus
Weddern 14
48249 Dülmen
Tel.: 02594 8932-254
E-Mail: vertrieb@werkstaetten-karthaus.de
Internet: werkstaetten-karthaus.de
Kleine Auswahl an schönen Brettspielen (z. T. mit extra großen Figuren), Domino, Memospielen (auch 3D), alles aus Holz, Holzkalender (auch fremdspachig)

Ellhol GmbH
Holger Ellinger
Oberhofer Platz 1
80807 München
Tel.: 089 2033-1323
(Anrufbeantworter, wenn Büro nicht besetzt; Nachricht hinterlassen)
E-Mail: info@ellhol.de oder Kontaktformular auf d. Homepage
Internet: www.aktivierungen.de
Sehr große Auswahl, Suche braucht aber wegen der eingeschränkten Übersichtlichkeit etwas Geduld u. Zeit. Vieles, das man auch selbst basteln/herstellen kann. Fundgrube für eigene Ideen.

Kreativsport
Inh. Arnd Corts, Diplom-Wirtschaftsingenieur (FH)
Hermesstr. 38
58095 Hagen
Tel.: 0 23 31 204 44 34
E-Mail: info@kreativsport.de
Internet: www.kreativsport.de → «Seniorensport»
vor allem für körperliche Aktivierungen, im Kinderbereich aber auch große Auswahl an Spielen

Schweiz

Betzold Lernmedien GmbH
Winkelriedstr. 82
8203 Schaffhausen
Tel.: (0041) (0)52 644 80 90
E-Mail: service@betzold.ch
Internet: www.betzold.ch
Ob Basteln, Malen oder Sport – hier finden sich Materialien und Gegenstände für alle Sinne, auch in größeren Mengen/größerer Anzahl. Schnäppchen suchen!